中国中青年社会责任专家优秀文库

广东省社会责任研究会2009年度重点课题(编号:09gdcsr017)成果

Yiyuan Shehui Zeren Yanjiu

医院社会责任研究

王双苗　著

中山大学出版社

·广州·

图书在版编目（CIP）数据

医院社会责任研究/王双苗著. —广州：中山大学出版社，2012.8
（中国中青年社会责任专家优秀文库）
ISBN 978-7-306-04258-3

Ⅰ. ①医… Ⅱ. ①王… Ⅲ. ①医院—社会责任—研究—中国 Ⅳ. ①R197.32

中国版本图书馆 CIP 数据核字（2012）第 188433 号

出版人：祁 军
策划编辑：李 文 曹丽云
责任编辑：曾育林
封面设计：林绵华
责任校对：曾育林
责任技编：何雅涛
出版发行：中山大学出版社
电 话：编辑部 020-84111996，84113349，84111997，84110779
发行部 020-84111998，84111981，84111160
地 址：广州市新港西路 135 号
邮 编：510275 传 真：020-84036565
网 址：http://www.zsup.com.cn E-mail:zdcbs@mail.sysu.edu.cn
印 刷 者：广州中大印刷有限公司
规 格：787mm×960mm 1/16 12.875 印张 250 千字
版次印次：2012 年 8 月第 1 版 2012 年 8 月第 1 次印刷
印 数：1～1500 册 定 价：32.00 元

中心博士

许泽群　广东省铁路建设投资集团公司副总经理、高级经济师、高级工程师

(美) 余鸿华　美国凤凰城大学 (University of Phoenix) 博士

张　群　北京科技大学经济管理学院院长、教授、博士生导师

张长龙　广东金融学院金融法研究中心主任、教授、博士

张明玉　北京交通大学经济管理学院党委书记、教授、博士生导师

林　军　广东恒健投资控股有限公司总经理、高级经济师、博士

林　勇　华南师范大学经济管理学院院长、教授

林义鸿　广东天宝林世家食品科技有限公司董事长、教授

赵景峰　西北大学经济管理学院教授、博士生导师

高　闯　首都经贸大学校长助理、教授、博士生导师

容景春　广东海洋大学党委副书记、研究员

郭文美　美国新墨西哥大学 (University of New Mexico) 博士

曹明福　天津工业大学经济学院副院长、教授、博士

喻卫斌　广东商学院人事处副处长、教授、博士

黎友隆　广东永佳医药有限公司董事长、研究员

黎友焕　广东省企业社会责任研究会会长、企业社会责任杂志社社长兼总编辑、广东省社会科学综合开发研究中心主任、研究员、博士

序

黎友焕

企业社会责任（corporate social responsibility，简称 CSR）的概念自从 19 世纪初开始出现于西方主要发达国家，至今已有近百年的历史。但是，早期的企业社会责任概念仅仅是在学者相关的研究中泛泛而提，并没有引起学者们足够的重视。直到博文（Hwand R. Bowen，1953）《企业家的社会责任》一书的出版，推动了有关社会责任的探讨。最初，西方大部分企业对社会责任并不是很关心，认为企业只是为自己和股东创造利润。1953 年，美国最高法院维持“新西泽州法院支持 A. P. 史密斯铁路公司慈善活动”的判例才使企业慈善捐赠的合法性得以承认。博文于 1953 年在其著作《企业家的社会责任》一书中提出，企业追求自身权利的同时必须尽到社会责任和义务，企业应该在保护社会大众利益和改善社会的活动中发挥积极作用。这一概念的提出，从根本上改变了公司将“股东利益最大化”作为唯一目标的经营理念，提出公司不仅仅要实现自身利润的最大化，而且应对自然资源、生态环境、企业员工、消费者等其他利益相关者负有责任。

经过一个多世纪的探索，人们对此概念的认知仍停留在是否需要履行的层面，对于“什么是社会责任、如何履行社会责任以及社会责任能够给人类社会带来怎样的变革”这一系列问题，仍然没有形成明晰深刻的统一思维构架。2010 年 11 月 1 日，瑞士日内瓦国际会议中心为全世界人民带来福音，主题为“共担责任，实现可持续发展”的 ISO 26000（《社会责任指南标准》）的正式发布解除了学术界、企业界、政界乃至全球各个领域在社会责任方面的困惑。ISO 26000 深化了全球化浪潮对组织、社会、环境、经济等方面日益深刻的影响，明确了组织对于利益相关方的责任，增加了组织对于社会责任领域的认知，从而促进组织积极融入社会责任实践，进一步推动了世界范围内的企业社会责任建设与发展。

企业承担一定的社会责任不仅有利于企业自身的发展，而且对整个社会的可持续发展都会产生深远的影响。站在社会的角度上来看，企业承担社会责任可以促进全社会的可持续发展。在环境保护方面，企业依照相关法律法规以及政策，积极进行技术改造和革新，把企业生产过程中产生的废弃物尽可能地进行回收和再利用；在员工利益方面，企业依照相关法律法规以及结合自身的管理实践，切实保障企业员工的经济、文化和政治利益，促进企业与员工的和谐共处，从而对整个社会和谐稳定作出贡献；在企业相关利益者方面，企业秉承诚信至上的经营理念，公平参与行业竞争，切实保护消费者的合法权益，积极关注社区、环境状况，从而有利于形成良好的市场竞争环境；在公共事业方面，企业积极投身教育、文化、慈善事业等活动，这不仅提高了国家的教育、文化等方面的发展水平，而且在帮助残障人士、孤儿、孤寡老人、贫困者等方面，发挥着不可替代的作用。

从企业自身的角度出发，企业承担社会责任，有利于树立良好的企业形象，进而给企业带来长远的利益；可以使企业减少来自政府方面的束缚，降低企业运营风险，扩大市场影响力，从而提高企业的盈利能力；可以使企业吸引更多的优秀人才并且使员工对企业产生强烈的认同感、荣誉感和归属感；可以提升产品自身的品质和地位，用优质的产品开拓更为广阔的市场。

目前，我国企业普遍存在着社会责任意识淡薄、法律监管不力、社会责任监督和审核体系不完善等一系列问题。我国大部分企业还没有设立专门的企业社会责任管理机构，将社会责任作为企业一项专门工作对待，甚至部分企业仅把社会责任作为宣传的手段而没有真正承担社会责任。部分企业在履行社会责任时，带有很大的随意性，企业伤害职工权益，生产过程忽视对环境的保护，缺少责任安全意识，向消费者提供不合格的产品和服务，缺乏诚信和公平竞争意识等情况仍然时有发生。在这种情况下，外部法律和政府监管不力，也导致更多的企业忽视社会责任，给我国企业社会责任的发展带来重重困难，使我国经济社会无法获得平衡发展。

企业履行社会责任是社会文明发展到一定的历史阶段，社会各界对企业提出的更高要求与期望，企业承担社会责任不仅有利于自身的可持续发展，而且对于整个经济社会的发展而言也有很重要的推动意义。所以，在目前我国构建社会主义和谐社会、贯彻落实科学发展观的大环境下，我国企业必须抓住国内机遇、适应国际标准，将社会责任建设融入企业的日常运营和管理之中，制定长远的企业社会责任建设战略规划，为我国企业的壮大发展提供一条新的发展思路。

从2003年起，笔者开始把大部分时间和精力用在企业社会责任的研究工作上。早在2004年初，中国经济出版社的同志们向笔者约稿出版企业社会责任研究专著时，笔者就提出我国要加快企业社会责任科学体系的建设。在过去6年的广东省企业社会责任研究会年会上，笔者总是不断呼吁要加快企业社会责任科学体系的建设步伐。在广东省社会科学院、北京交通大学经济管理学院、广东省社会科学综合开发研究中心、广东省企业社会责任研究会、企业社会责任杂志社等单位的大力支持下，笔者的社会责任研究团队从2004年起在广东人民出版社出版《广东企业社会责任建设蓝皮书》，2010年起改在人民出版社出版《中国企业社会责任建设蓝皮书》。为响应越来越多的高等院校开设企业社会责任课程的需要，2010年开始，我们陆续出版了《企业社会责任研究系列丛书》（华南理工大学出版社出版，共8本）、《中国企业社会责任研究专家文库》（华南理工大学出版社出版，共8本）和《ISO 26000研究系列丛书》（分别由西北工业大学出版社、香港社会科学出版有限公司和中山大学出版社出版，共7本）3套大型系列丛书。这些大型丛书的出版发行推动了我国社会责任理论研究的新进展，越来越多的专家、学者和企业家加入到社会责任的研究队伍中来。

在上述背景的推动下，包括本书编者在内的许多青年学者也加入到研究队伍中来，不遗余力地为我国社会责任的研究贡献自己的力量。为此，我们特此推出了《中国中青年社会责任专家优秀文库》系列丛书。笔者相信，本套系列丛书的出版将会进一步推动我国社会责任的建设步伐，为形成具有中国特色的社会责任研究体系，丰富和完善我国社会责任研究内容增添一份力量。期望更多的社会责任专家、学者和所有社会责任建设和发展的社会各界人士加入到社会责任的研究和建设中来，在社会上掀起一股持久的社会责任研究浪潮。

2012年5月

（作者系经济学博士，广东省社会责任研究会会长，广东省社会科学综合开发研究中心主任、研究员，北京交通大学经济管理学院教授，企业社会责任杂志社社长，英国诺丁汉大学高级访问学者。）

前　言

一

企业社会责任（corporate social responsibility，简称 CSR）的概念在 19 世纪就开始出现于西方主要发达国家，但是一直到 20 世纪 50 年代，企业社会责任才开始真正在各个领域实行，并得到国际社会各界的广泛认同。社会经济的快速发展，物质生活的丰裕，推动着社会文明的进步，同时引导着人们价值观念的转变——从以前的注重物质满足转而更加追求生活质量的提高，人们自发地从心里生出需要得到更多的尊重、尊严的诉求。与此同时，经济的快速发展与环境污染、生态破坏的矛盾日益尖锐，可持续发展观念渐入人心，再加上非政府组织（Non-government Organization，简称 NGO）及相关国际组织的积极推动，要求企业转变经济发展方式、承担更多社会责任的呼声高涨，推动企业社会责任理论及实践迅猛发展。因此，为了重新获得公众的认可，越来越多的企业开始大力地推进企业社会责任建设。

虽然越来越多的企业加入到社会责任建设当中来，但是大部分企业对社会责任仍存在着片面性的理解，对于"哪些组织应该承担社会责任"以及"需要做什么来履行社会责任"还存在着疑惑。为此，2010 年 11 月 1 日，国际标准化组织（International Organization for Standardization，简称 ISO）在瑞士日内瓦国际会议中心举办了主题为"共担责任，实现可持续发展"的 ISO 26000（《社会责任指南标准》）发布仪式。ISO 26000 全面而准确地指明了组织履行社会责任的方向、明确了社会责任的内容、扩充了社会责任的承担主体。ISO 26000 的颁布，对改善企业的生存环境和经营环境，促进企业自身的可持续发展，具有积极的推动作用。

ISO 26000 在全世界范围内的推广，大大规范化和标准化了企业社会责任建设，将企业社会责任建设与研究提升到了一个新的高度。追根溯源，企业社会责任的概念最先源自于对企业伦理的深入讨论。对企业伦理的理解可以从为宏观、中观、微观三个层面着手。从宏观方面，企业伦理研究和分析与企业活动紧密联系的经济体制和政治体制的伦理特性、内涵；从中观方面，企业伦理主要研究作为经济实体的企业或者其他组织活动的伦理道德方面；从微观方面，企业伦理研究主要作为经济活动主体的个人的伦理道德观、价值观及其行为方式与决策。弗里曼（R. E. Freeman，1988）等在其著作《公司战略与追求伦理》一书中指出："追求卓越革命的基本伦理是对人的尊重。这是企业关心顾客、关心质量背后的根本原因，也是理解优秀企业难以置信的责任感和业绩的关键。"阿奇·B. 卡罗尔（A. B. Carroll，1993）指出："回顾过去 30 年来人们对企业伦理的兴趣，可以得出两个结论：一是对企业伦理的兴趣不断加深；二是对企业伦理的兴趣看来是由重大丑闻曝光引发的。"可见，最初的企业社会责任理论研究源于企业伦理学。

20 世纪 70 年代，人们又开始重新审视企业社会责任，为此美国开展了一场关于"企业责任中是否包含社会责任，企业责任究竟是什么"的大讨论。对企业社会责任的认识，学者的观点可分为两大类。第一大类是对企业社会责任观持反对态度。其中又可以分为两种：一种是反对或者从根本上不承认企业社会责任的说法，认为企业社会责任的说法与传统企业法相悖，其含义模糊，无法获得一致的认可。美国学者贝利与多德就"公司的经理人员是谁的受托人"所展开的著名的"贝利－多德论战"中已经显示上述理念。另一种观点不完全拒绝企业社会责任的提法，只是认为利润最大化的思想就是企业社会责任的重要义务。以德鲁克为代表的利润学派主张利润先于伦理。德鲁克曾明确提出，"牟取利润是企业社会责任，这个责任是绝对的、是不可放弃的"，他还认为，"私益与公益是一致的"。第二大类是对社会责任观持赞同态度。这类学者认为企业应当承担社会责任，但是在具体应当承担社会责任的问题上有不同的看法。一种观点认为企业社会责任应区别于企业法律责任、企业经济责任与企业道德责任中的任何一种企业责任。学者布鲁曼是这种观点的主要代表人物，他将企业责任划分为四种：企业经济责任、企业法律责任、企业道德责任和企业社会责任，他认为企业社会责任是企业责任的一种，不同于其他企业责任。另一种观点是把企业社会责任与企业责任当做类似的概念。持这种观点的代表人物是阿奇·B. 卡罗尔。他认为企业社会责任是社会寄希望于企业履行的义务：社会不仅要求企业实现其经济上的使命，而且还期望企业能够遵守法度、重伦理、行公益，因此完整的企业社会责任是企业法律责任、经济责任、伦理责任与其自主决定其履行与否的责任之和。虽然学者们对企业社会责任理解有所不同，但是都是社会期望企业履行的义务，只有遵守法律、力争牟利、乐善好施并且重视伦理的企业，才是真正对社会负责的企业。

20 世纪 80 年代，美国学者展开了进一步研究。在上述两种极端主张之间，大多数学者认为：公司是一种特殊的实体，它一方面是由许多人在自由协议的基础上组成的具有法人资格的独立实体，具有人为的道德人格；但另一方面它又和具有喜怒哀乐等情感的人不同，它是在许多个人的操纵和经营管理下运作的。因此，公司法人伦理与公司中的个人伦理是企业伦理学的两个不同层面，从现代各学者专家对企业伦理的研究成果来看，对中观和微观层面的企业伦理问题给予了较多的关注。企业的责任应该包括经济责任、社会责任和环境责任。

进入 20 世纪 90 年代，随着全球经济的迅速发展和全人类社会的进步，众多学者开始倾向于支持企业履行社会责任。企业公民首先是在实践层面运用如强生公司推出的信条和麦道公司公布的麦道公司理念，然后得到了政府的推动如 1996 年在美国乔治敦大学召开的企业公民会议和随后设立的企业公民总统奖，最终激发了学者们的研究热情。为此，理论界提出了企业公民理论，即将企业看成是社会的一部分，认为企业同个体的社会公民一样，既拥有社会公民权益，同时也必须承担对社会的责任。查尔斯·汉迪（Handy Charles）提出了企业社区的概念，认为“一个公共企业不仅应该被看成是财富的一部分，而且应该被看成是一个共同体，任何人都没有权利拥有这个共同体”。乔治·恩德勒（Enderle Georges）从经济伦理学的角度提出了“平衡企业”概念，认为作为一个道德行为者的企业，具有经济的、社会的和环境的责任，它在各个层次上与其他行为者有关联，并在某种不确定的和变化着的范围内进行运作。从上述情况来看，企业社会责任已经包含了经济、管理、法律、社会、哲学、人口等众多学科理论在其中。企业社会责任学已经是当前时代发展需要的一门跨学科的综合性新兴学科。

长期以来，对企业社会责任的研究明显具有滞后性。因为人们对企业社会责任的关注往往是在企业做出违背法律以及社会道德的事件之后做出的比较正常的反应。人们开始对企业为何违反道德、法律等行为进行拷问，也为怎样避免企业的这种不道德行为而忙于寻找对策。不同的研究者从其自身的研究领域（如经济学、哲学、法学、伦理学和管理学等视角）来寻找答案，有的甚至建立理论模型来严格论证。

事实上，越来越多的企业实践和众多的研究成果充分说明，在社会责任和企业利益之间存在正向关联度，企业完全可以将社会责任转化为实实在在的竞争力，可以说，社会责任和社会贡献是企业长远绩效的根本保证。根据切斯特·巴纳德（Barnard Chester Irving）的组织理论，组织的有效性在于对目标的共同认同，在于建立在目标认同基础上的为组织作贡献的意愿以及顺畅的信息沟通。没有这三方面的条件，就不能形成有效的组织。企业如果只强调经济利益，不承担经济之外的任何社会责任，那么相应也会导致员工只追求薪资最大化，这样员工就不能产生事业的使命感和成就感。企业必须有利润之上的追求，单纯追求利润最大化只会产生投机心理和短期行为。企业会因为暂时的利益蒙蔽了双眼，而不会有长远的发展眼光，企业最终也不可能持续地赢得成功。社会责任要求企业权衡收益与获得这些收益的成本。越来越多的学者认为，在企业积极努力承担社会责任的同时，企业和社会的财富也都增加了。

二

我国对企业社会责任的研究主要兴起于2000年之后，因为中国企业起步较国外晚，同时在我国经济体制影响下，中国企业对整个社会的贡献和影响不同于国外企业，所以，企业社会责任在我国的研究尚处于萌芽状态。但是，国内学者已从不同角度开展了相应的研究，比如说从产权理论角度、发展战略角度、管理学角度、法理角度、哲学角度等，我国学者都有涉及。但是，许多研究直接借鉴或者引用国外专家、学者的观点和研究成果，而结合中国的企业社会责任发展情况和经济与社会的特点来研究企业社会责任的创造性成果特别少，创造性不够，也很零碎，没有形成完整的理论体系，所以发表出来的成果往往脱离实际。

对于目前我国企业社会责任的研究现状，存在如下特点：①研究的时间短，理论研究不充分。我国相比国外企业社会责任的研究晚了近半个世纪，理论研究得不够深入，大多数的理论是直接引用或者翻译国外的理论，而且由于所处的环境和时代不同，企业社会责任与我国国情匹配度还有待研究。②对企业社会责任的研究比较重视。进入21世纪以来，我国企业社会责任管理的理论研究成果增多，同时相应的标准和指标体系出台，这说明国家和专家学者对企业社会责任的重视。③研究不系统。对企业社会责任的研究范围主要是站在企业的角度去分析，从国家的角度、员工层面的研究还是比较少，大多只关注企业应该如何做，对于国家或者利益相关者应该怎么做还研究得很少。同时，我们还发现专家学者们对于企业社会责任的研究大多是独立的，没有把研究成果系统化，这样在实施的时候就会有很大的局限性。④研究缺乏科学的分析方法。从我国企业社会责任的研究成果来看，国内的研究方法大多采用的是定性分析方法，用文字表述研究成果，然而更有效果的是定量分析，目前国内对于企业社会责任的实证研究不多，运用调查统计分析方法的较少。造成上述现状的原因主要是因为我国企业数量众多，且实力大小悬殊比较大，尤其是对于我国企业中占绝对多数的中小企业而言，企业社会责任实践先天不足，尚未形成健康合理的企业社会责任意识，更缺乏实施企业社会责任理念的主动性和内在驱动力。

三

随着我国医药卫生体制改革的进一步深化，医院应承担更多社会责任的呼声也越来越高。特别是2009年3月17日中共中央国务院发布的《关于深化医药卫生体制改革的意见》（以下简称《意见》）中明确指出，要“深化运行机制改革，建立和完善医院法人治理结构，明确所有者和管理者的责权，形成决策、执行、监督相互制衡，有责任、有激励、有约束、有竞争、有活力的机制”。更是加快了推动“医院履行社会责任，让医院重归公益性”的工作步伐。2012年4月14日，中共中央国务院为巩固和扩大医改成果、明确任务目标、落实工作责任、持续深入推进医疗体系改革而发布了《深化医药卫生体制改革2012年主要工作安排》（以下简称《工作安排》）。《工作安排》指出，要“以建设符合我国国情的基本医疗卫生制度为核心，坚持把基本医疗卫生制度作为公共产品向全民提供的核心理念，坚持保基本、强基层、建机制的基本原则，坚持预防为主、以农村为重点、中西医并重的方针，保持医改基本政策的连续性和稳定性，着力在加快健全全民医保体系、巩固完善基本药物制度和基层医疗卫生机构运行新机制、积极推进公立医院改革三个方面取得重点突破，统筹推进相关领域改革，保持医改良好势头，为实现‘十二五’阶段性改革目标奠定坚实基础”。可见，加快推进医院社会责任建设已经成为贯彻落实科学发展观、促进经济社会全面协调可持续发展的必然要求，已经成为维护社会公平正义、提高人民生活质量的重要举措和全面建设小康社会、构建社会主义和谐社会的一项重大任务。

随着我国政府、医院自身、患者等相关利益团体对医院社会责任建设的重视，我国医院的社会责任建设取得了令人可喜的成果，促进了民生事业的发展，有力地保证了最广大人民群众的医疗卫生健康水平；但是，在取得成就的同时，医院体制内部还存在着一些值得我们深思的问题。

1. 医院体制改革滞后，人事制度改革为主要障碍。对此，张怡（2011）认为：“由于医院体制改革的相对滞后，大环境配套措施跟不上，改革的力度还不大，步子还不快，不少干部职工安于现状，缺乏危机感，一些深层次的问题如职工能进能出，由‘单位人’变为‘社会人’尚不能解决，因此，医疗机构体制改革的滞后，已成为医院深化人事制度改革的‘瓶颈’。”人事制度由于涉及医院和众多医疗人员的切身利益，医院管理者缺乏改革动力，人事制度改革滞后于其他制度的改革步伐。

2. 医疗技术水平区域差别较大，乡镇医疗条件和水平普遍较差。对此，《工作安排》指出，“加强乡村医生培训和后备力量建设。对在村卫生室执业的乡村医生每年免费培训不少于两次，累计培训时间不低于两周。采取本地人员定向培养等多种方式充实乡村医生队伍，确保每个村卫生室都有乡村医生”，“提高基层医疗卫生机构服务能力。按照填平补齐的原则，继续加大支持乡镇卫生院标准化建设的力度”，“力争实现每个城市社区卫生服务机构和乡镇卫生院都有合格的全科医生”，等等措施，政府已经意识到医疗水平的区域差异，正逐步加强医疗资源的宏观配置。

3. 人才流失严重，大量医疗人才流入沿海地区。在浏览相关医疗人才招聘网站时发现，需要各类医疗人才的大多数以沿海民营医院为主，并且这些医院规模较大且待遇较好，这从一个侧面反映出沿海一部分经济实力比较雄厚的各类大医院正在以优厚的条件吸引各类医疗人才。对于医疗人才的流动，邱学福、徐飞（2005）认为：“当前，随着我国医疗市场的不断开放，医疗市场的竞争越来越激烈，特别是针对人才的竞争尤为突出，各地医院不同程度的存在人才流失和人才培养乏力问题，特别是中小型国有非营利性医院的人才流失和人才培养后继无人的现象尤为严重，给业内人士特别是医院的管理层带来了巨大的精神压力。”

对于我国医疗机构存在的问题，目前最合适的解决办法就是医院要加强自身的社会责任建设。从长期来看，医院承担社会责任能够赢得声誉，增强竞争优势，吸纳和留住患者、人才及投资者，树立自己的品牌，为保持可持续发展预留出广阔的空间。强调医院社会责任的主要原因是为了使医院能更好地为人民健康服务，承担起救死扶伤、防病治病的责任，以同时实现经济效益和社会效益，达到医院与利益相关者和谐共生、可持续发展的双赢局面。

四

目前，国内学者对于医院社会责任的研究较少，研究成果更是稀少，导致不足以支持我国医院改革和发展的实践活动。总体来看，国内学者们都将医院社会责任与我国医院的实际情况结合起来进行研究，从不同角度研究医院社会责任，内容广泛，包括理论与实践部分，并且相对更注重医院社会责任应用分析。但是，由于我国引入医疗机构社会责任概念的时间不长，大部分研究都是参照或者直接照搬西方发达国家的研究内容和研究体系，对医院社会责任的研究脱离了我国特有的国情，从而导致部分医院社会责任的理论研究成果不能很好地运用到医院社会责任的实际建设之中，许多研究成果成为“空中楼阁”。

本书对医院社会责任的研究立足于中国国情，研究内容和研究成果可直接转化为具有实际可操作性的医院社会责任指导和规划方案，弥补了医院社会责任研究方面的不足，推动了我国“和谐医院”的建设步伐。

五

本书试图构建一个系统的医院社会责任研究与分析框架，为医院社会责任建设提供一套切实可行的方案。首先，在分析医院社会责任理论的研究现状与影响因素的基础上，指出了目前医院社会研究的不足。其次，详尽地分析了目前我国医院承担社会责任的现状。根据医院目前承担社会责任的现况，我们寻根觅源，追溯了医院履行社会责任的理论渊源，对医院的社会责任相关内容进行了界定并从经济学、管理学、法学、伦理学等角度阐述了界定的指导思想和界定理由。最后，结合“新医改”的大背景，提出了完善医院社会责任的基本路径。另外，本书还对医院的社会责任建设进行了实践性分析，探讨目前医院在履行社会责任中存在的一系列问题以及针对医院社会责任的实现提出一套完整的提升机制。

编　者

2012 年 4 月

目　录

第一章　导　论

1972 年，可持续发展（sustainable development）的概念最先在斯德哥尔摩举行的联合国人类环境研讨会上正式提出，随后在全世界展开了关于可持续发展的激烈讨论并得到了国际社会的广泛认可。随着中国公民意识的提高，社会各界对中国走可持续发展之路的呼声越来越高。中国政府于 1994 年编制了《中国 21 世纪议程——中国 21 世纪人口、环境与发展白皮书》，首次把可持续发展战略纳入中国经济和社会发展的长远规划。时至今日，可持续发展作为一种基本价值理念已经深深地改变了全体社会公民的价值理念和追求。在这样的大环境下，可持续发展成为医院发展的现实要求，也是医院发展的长远目标。

企业社会责任的概念从 19 世纪在西方发达国家产生至今已有近百年的历史。而后，随着经济全球化和世界一体化步伐的加快，企业社会责任作为一种新型企业管理理念被引入中国。如今，越来越多的企业、政府、非政府组织（NGO）等都在加强自身的社会责任建设。在社会主义市场经济的背景下，社会责任管理是任何一个医院都不能回避的问题，它关系到医院的生存和发展。医院社会责任管理作为一种新的管理视角，对于医院实现可持续发展具有重要的战略意义，是医院实现可持续发展的一个战略选择。

第一节　问题的提出

改革开放 30 多年来，中国医疗卫生事业取得了巨大的成就。随着中国社会经济的发展和人民生活水平的提高，健康以及医疗卫生服务问题也自然成为社会关注的热点。目前，随着中国社会主义市场经济体系的逐步建立，与市场经济发展不相适应的各种体制和机制都在进行着不同程度上的改革和重新设计。其中，医疗卫生体制改革也在不断深化。2009 年深化医改的全面启动以及 2012 年 3 月 23 日国务院颁布的《“十二五”期间深化医药卫生体制改革规划暨实施方案》（以下简称《方案》）标志着新一轮更深层次医改的全面启动。对此，卫生部部长陈竺表示："这一轮医改是改革开放以来进行的最为深刻的一次，'新医改'已进入'深水区'，各种体制性、机制性的障碍躲不开、绕不过，处于'全面攻坚'阶段。"[①] 而随着改革进程不断加快，在改革过程中无论是公立医院还是民营医院都存在着一系列突出的问题。

一、公立医院存在的问题

公立医院作为中国医疗卫生服务提供的主体，承担着社会基本医疗保障和公共卫生服务的重担，肩负着保持促进和重建社会人群健康的重要社会使命。然而，由于目前公立医院片面引入企业经营经验和套用企业化运作模式，片面强调规避经营风险和过度追求经济利益，从而直接或间接地伤害了公众享有医疗保健的权益，淡化了公共医疗机构对公众应当具有的社会责任，对公立医院的可持续发展造成了损害。

（一）医患关系日趋紧张，公立医院经营伦理失范

据相关数据显示，目前我国每年发生的医患纠纷多达百万起，平均每年每家医院医患纠纷约40起，尤其是最近两年来，医患纠纷发生率显著提高，增长速度已经超过70%。[②] 尤其是2012年3月25日于哈尔滨医科大学附属第一医院发生的患者捅死一人、致伤三人事件以及2012年4月13日于北京大学人民医院的医生遭不明身份人员刺伤颈部事件更是将医患矛盾推到了风口浪尖上。

公立医院的过度市场化进程，导致其片面追求经济利益，忽视自身社会服务功能的最初定位。特别是近些年来，评价医院成绩的指标往往与经济效益挂钩，在评选先进医院、百佳医院时也以经营效益为主要参考指标，忽视了医院的社会效益。医院在做自我介绍或宣传时，也往往以经济收入作为一个主要的标志。作为社会组织的医院，在公益性单位的旗帜下，以营利作为经营活动的主要目标，一些医疗卫生人员将医院作为自己逐利的平台，严重制约着医院本应承担的向社会公众提供安全、有效、方便和价廉基本医疗卫生服务的社会责任的实现。在政府管理和法律制约不到位的情况下，部分医生越来越看重经济回报，由帮助病人、关怀病人，演变为运用自己的知识和能力来牟利，诱导过度医疗和高消费医疗，使医疗费用的增长远远超出了患者的承受能力。

---

① 白剑峰、李强：《"再深的水也要趟"——卫生部部长陈竺纵论医改》，载《人民日报》，2012年4月12日。

② 参见宋平、张少会：《医患纠纷形成原因与对策研究》，载《法制与社会》，2011年第2期。

（二）以药养医、以械养医现象普遍，公立医院公益性渐失

医疗机构的收费结构以及补偿机制一直为包括政府、医护人员、患者、医药器械厂商等社会各界所关注，因为其不但涉及城乡居民医疗费用的负担程度，也关系到医务人员的切身利益，更关系到公立医院在国家医疗体系中的定性和定位。中国多年来经历了“以药养医”和“以械养医”两个阶段，这也是造成普通老百姓“看病难，看病贵”的直接原因。

“以药养医”是指医院利用出售药品带来的盈余来弥补医疗服务的亏损。根据相关资料：从2006年到2008年，全国卫生部门医疗机构药品收支结余弥补医疗服务亏损分别占41.5%、31.3%和37.4%。[①] 药品收支结余弥补医疗服务亏损，助长了医院和医生不合理用药，医院和医生把药品收入作为主要创收手段，形成了开贵重药、开大处方的风气，加重了群众的经济负担。“以药养医”现象最终会导致医疗人员在巨大的利益诱惑下，丧失了基本的行医道德，公立医院脱离了公益性的社会性质。

“以械养医”是指医院利用大型医疗设备检查收费来弥补医疗服务的亏损。大型和高新医疗设备代表了医学科学技术的发展，对提高疾病诊断准确性和治疗水平起到了重要作用。但是，医院“以药养医”的弊端尚未完全解决，“以械养医”的现象又浮出水面。大型医疗设备的引进和使用普遍存在着检查收费高，不必要的全面搜索、升级和越位检查等现象。对于“以械养医”的危害性，孙慧竹、于润吉认为，“‘以械养医’的危害性超过‘以药养医’”[②]，“以械养医”同样会导致公立医院的公益性和社会公共服务功能的丧失。

二、民营医院存在的问题

民营医院作为国民医疗的重要补充，在医疗服务市场中的地位和作用也越来越突出。民营医院的兴起，一方面，打破了十几年来公立医院对于医疗市场的垄断，推动了公共医疗体系的改革步伐；另一方面，促进了医疗资源的优化配置和有效利用，为人民群众提供了不同层次的医疗需求。然而，民营医院在经营管理过程中，由于片面追求经济利益，忽视了医院“以人为本，以患者为中心”的社会责任感，不利于民营医院的可持续发展。

---

① 卫生部：《全国卫生财务年报资料》（2008年）。

② 参见孙慧竹、于润吉：《“以药养医”和“以械养医”应向“以技养医”转变》，载《中国卫生经济》，2010年第3期。

（一）竞争手段单一，“重利益、轻患者”现象普遍

由于民营医院没有政府的财政补贴，完全市场化运营，所以他们都十分注重竞争，以赢得患者，抢占医疗市场份额。但其竞争手段单一且不规范：一是价格战。降低医疗价格，表面上看患者得到了实惠，但实际上只能是最大化地降低医疗成本，包括降低用药档次，不做必要的辅助检查，不按规定使用一次性材料，等等，其结果是影响治疗质量、损害患者的利益。二是“回扣”风。一些民营医院为了抢得患者，给“中介”发放“回扣”。从公立医院的医生到村卫生室的村医，甚至三轮车夫、出租车司机送患者到民营医院也有好处。三是广告滥。由于民营医院起步比较晚，无论是名气、地位、信誉都不能与公立医院比，要在激烈的竞争中争得一席之地，不得不花大把的钱做广告。因此，发布虚假医疗广告一直是民营医院经营中的顽症。据有关部门监测显示，医疗广告违法违规率高达96%以上。其中，民营医院占绝大部分。不少民营医院利用报纸、广播、电视等新闻媒体大肆播发医疗广告，夸大医院服务功能和医疗效果。

（二）管理不合规、运营不依法，医疗安全埋隐患

从整体上讲，民营医院管理者缺乏现代医院管理理念和运作经验，在管理的制度化、科学化、规范化方面明显做得不足。具体表现为：①管理队伍不稳定。一些民营医院的管理层最初形成是因为个人关系较好、性格兴趣相投、科别专业互补走到了一起，由于在经营中产生这样那样的矛盾，互相不能谅解，导致分道扬镳。民营医院频繁的人事股权变动，影响了医院的稳定和发展。②管理人员任人唯亲。一些民营医院的管理人员均为家庭成员或家族成员，非亲属关系的人不用，呈现家族化趋势。在医院管理中，搞“一言堂”、“家长制”。③管理内容不健全。民营医院管理者大多注重经济效益，疏于内部管理，许多医疗质量控制制度如“三查七对制度”、“首诊首科负责制”、“重大手术讨论制度”等，或纸上谈兵，或执行不严。

民营医院经营者大多认为医院是自己的，想怎么干就怎么干，在经营活动中严重违反国家有关卫生法律法规。主要表现在三个方面：一是准入把关不严。一些民营医院未经卫生行政主管部门准入，将不具备规定学历或没有执业资格的人员招至医院从事医疗工作。二是侵害职工权益。有些民营医院随意对职工工资定标准，甚至违反规定，对“三保”不闻不问，职工的合法利益得不到保障。三是一些民营医院违反《传染病防治法》、《药品管理法》等卫生法律法规，传染病管理和药品管理不规范，未履行相关的法律义务和责任。

第二节 研究意义

对医院的可持续发展以及社会责任建设情况进行研究与探讨，将有助于医院的利益相关者了解目前中国公立医院和民营医院可持续发展与社会责任的履行现状，回答社会各界对医院可持续发展与社会责任方面的疑问；从理论上构建一个系统的、具备医疗机构特点的、适合中国国情的社会责任报告的分析框架，探索出一个全新的、具备可持续发展性的、符合医疗行业特征的社会责任模型，这将有利于指导中国医疗机构的社会责任建设。因此，对医院的可持续发展以及企业社会责任建设情况进行研究与探讨具有重要的现实意义和较强的理论意义。

一、现实意义

（一）改善医患关系，促进医院与社会和谐发展

医疗卫生诺贝尔经济奖获得者美国哈佛大学经济学教授 Sen Amartya 认为：“健康是公民最基本、最重要的福利之一，离开了医疗可及性及公平性，公民的生活满意度就会下降，容易成为对社会的不满者。”张虎生、李莉（2007）也认为，“和谐的医患关系是构建和谐社会的重要组成部分”①。由此可见，医患关系不和谐必将影响建设社会主义和谐社会的进程。

医院坚持走可持续发展的道路，积极履行社会责任，坚持“以人为本，以患者为中心”的经营理念，站在患者的角度去实施相关的医疗活动，将有利于改善目前医务人员与患者之间紧张的关系，缓解医患矛盾，使医务人员和患者彼此都得到应有的尊重，进一步推动社会和谐氛围的形成，促进整个社会和谐健康地发展。

（二）明确角色定位，提高人民群众的健康水平

当前，随着社会背景以及医疗系统内部环境都发生了很大的变化，医院扮演的角色和发挥的功能已经不能适应新的形势需要，需要对其进行重新定位。对于医院的角色定位的重要性和现状，杨金侠、胡志（2003）认为：“国有医院代表

---

① 张虎生、李莉：《构建和谐医患关系　促进和谐社会发展》，载《基层医学论坛》，2007 年第 6 期。

的是国家和政府，代替政府履行其部分社会职能。因此，国有医院的价值取向、行为轨迹、社会功能必须保证国家的意志得到体现，不能擅自行事和越轨行事。目前，国有医院的现状已经触及一些根本性的问题。因此，从国家的角度必须对国有医院的角色和功能进行重新定位，以保证其意图得到实现。”①

无论是公立医院还是民营医院，对于社会责任的积极履行，将有利于明确其各自的角色定位，使医院不再片面地追求经济效益，将医院的社会效益摆在更加显著的位置。医院作为企事业单位，不仅具有企事业单位的共性，也具有其自身作为医疗机构所肩负的“救死扶伤，提高全社会健康水平”的特殊社会使命，坚持不懈地履行社会责任，将有利于各类医院更好地扮演自己在整个社会中的角色，提高人民群众的健康水平。

（三）完善衡量标准，提高医院效率与效能水平

目前，医院甚至整个社会片面地将经济效益作为衡量医疗服务水平的主要指标。针对这种现象，许多专家学者提出了严重的质疑与批评。武爱文主张，衡量医疗服务水平的标准从宏观上来讲应包括“群众满意、政府满意、医务人员满意、公众满意”；从微观上来讲就是“医院的绩效不但包括财务绩效和市场绩效，还包括社会绩效。要获取良好的财务绩效、市场绩效和社会绩效，就必须要妥善处理政府、市场、患者、员工等的关系，这些都能够影响医院目标实现”。②

由上述情况可见，医院的绩效衡量体系不应仅仅侧重于对经济效益的衡量，还应包括对社会效益的评估。将医院社会责任的履行状况纳入评价体系当中、纳入医疗人员的评估考核之中，将有利于提高医院的整体服务水平和运营效率。

（四）提升医院形象，培育优秀的社会责任文化

医院形象管理是医院战略管理的一个重要环节，与医院的资金来源、员工的素质、病人满意、组织威望和医院声誉一样都是非常重要的。医院形象构成包括医疗技术形象、医疗服务形象、医护人员形象、医院环境形象和医院声誉形象五个方面，医院如何在这五个方面树立良好的形象，不仅关系到医院自身的发展，也关系到社会主义和谐社会的构建。

医院积极履行社会责任，加强对社会责任的管理可以孕育优秀的医院社会责

① 杨金侠、胡志：《新形势下国有医院角色和功能重新定位的思考》，载《中国卫生经济》，2003年第2期。

② 武爱文：《公立非营利性医院利益相关者导向与绩效的关系研究》，中国人民大学博士学位论文，2008年。

任文化，在全社会形成一个对政府、社区和患者等利益相关者高度负责的社会形象。在优秀的医院社会责任文化影响下，一方面，可以使医院员工产生强烈的归属感、自豪感和荣誉感，激励其创造出较高的绩效，从而切实提升医院的核心竞争力；另一方面，表现出高度社会责任感的医院能够吸引和保留更多的优秀人才。

二、理论意义

（一）有助于进一步完善医疗机构社会责任的评价体系

当前，医疗机构社会责任的评价标准不够合理，在一些关于医疗机构社会责任问题的研究中，对社会责任指标的选取仅仅集中于一两个领域，而社会责任本身是一个多维的综合性指标，应当从股东、医疗人员、政府、患者、社会公众、环境等多个方面考察医疗机构社会责任的履行状况。对中国医疗机构社会责任建设情况的研究将有利于加强其社会责任评价体系的综合性和系统性。

（二）医疗机构社会责任理论研究的需要

国内理论界对医疗机构社会责任的研究逐渐趋深。但是，目前对医疗机构社会责任研究的整体水平还不高，研究领域不全面，研究大多集中于公立医院方面，对民营医院领域涉及较少。理论研究力度和现有的研究成果都比较薄弱，现有的研究不能对医疗机构社会责任运动的发展进程进行全面、系统地把握和理解，更无法为强化中国医疗机构社会责任建设提供理论参考，迫切需要一套系统和完整的企业社会责任理论体系对医疗机构社会责任的实践予以指导。

（三）为中国医疗机构社会责任运动提供理论指导

企业社会责任运动在西方早在20世纪就已经开始。经过六七十年的时间，企业社会责任运动于20世纪六七十年代达到成熟与高潮，但与其相适应的理论从来没有大的发展，企业社会责任运动一直缺乏理论指导和支持，就连关于企业社会责任的基本定义学术界都没有形成，这些不利因素严重影响了企业社会责任实践运动和理论的发展，所以对社会责任的研究显得非常重要。本书对于医院社会责任的研究弥补了我国在医院社会责任研究方面的不足，有力地推动了我国医院社会责任运动的发展。

（四）进一步推动“新医改”的前进步伐

2009年深化医疗改革（以下简称“医改”）的全面启动以及2012年3月23

日国务院颁布的《方案》开启了新一轮的步伐。“新医改”以“建立健全覆盖城乡居民的基本医疗卫生制度，为群众提供安全、有效、方便、价廉的医疗卫生服务”为长远目标，以“从我国国情出发，借鉴国际有益经验，着眼于实现人人享有基本医疗卫生服务的目标，着力解决人民群众最关心、最直接、最现实的利益问题。坚持公共医疗卫生的公益性质，坚持预防为主、以农村为重点、中西医并重的方针，实行政事分开、管办分开、医药分开、营利性和非营利性分开，强化政府责任和投入，完善国民健康政策，健全制度体系，加强监督管理，创新体制机制，鼓励社会参与，建设覆盖城乡居民的基本医疗卫生制度，不断提高全民健康水平，促进社会和谐”为指导思想。

“新医改”的目标和指导思想充分体现了政府对于医院公益性的重视、对患者的重视。“新医改”的目标要求医院必须履行社会责任，而此书的出版为医院履行社会责任提供了具体的行动方案，进而进一步推动了“新医改”的前进步伐。

第三节 研究思路和研究方法

一、研究思路

本书力图构建一个系统的医院社会责任研究与分析框架，为医院社会责任建设提供一套切实可行的方案。首先，本书在分析医院社会责任理论的研究现状与影响因素的基础上，追溯了医院履行社会责任的理论渊源，对医院的社会责任相关内容进行了界定；其次，从经济学角度阐述了医院社会责任界定的指导思想和界定理由；最后，结合新医改的大背景，提出了完善医院社会责任的基本路径。另外，本书还对医院的社会责任建设进行了实践性分析，探讨目前医院在履行社会责任中存在的一系列问题以及针对医院社会责任实现的前提条件提出了一套完整的提升机制。

二、研究方法

本书采用的研究方法主要有综合分析、比较分析、规范分析、实证分析等。

（一）综合分析法

综合分析法是指运用各种统计综合指标来反映和研究社会经济现象总体的一般特征和数量关系的研究方法。本书采用了综合分析方法将经济学、管理学、社会学、法学等学科有机地结合起来，从不同方面分析医院的可持续发展以及企业社会责任，使研究内容更加详细和全面。

（二）比较分析法

比较分析法是确定对象之间共同点与差异点的研究方法。采用比较分析的方法，可以对同类相关事物的异同、优劣作出判断。本书多次采用比较分析的方法对医院社会责任进行分析。比如，本书将医院的社会责任与其他企业的社会责任进行了详细地对比分析，得出医院在履行社会责任时所具有的特性。

（三）规范分析法

规范分析法是从某种价值判断或先检标准出发，回答经济运行“应该是什么”的方法。本书在对国内外相关文献进行比较分析、归纳、总结的基础上，运用规范分析的方法，通过回答“是什么和应该怎么样”来为医院在履行社会责任时存在的缺点和不足提供解决方案。

（四）实证分析法

实证分析法是着眼于当前社会或学科现实，通过事例和经验等从理论上推理说明，回答经济现象“是什么”的方法。在规范分析的基础上，本书通过实地调研，掌握第一手数据和资料，运用实证分析的研究法，就医院社会责任与医院绩效之间的相关性进行了实证分析。

第四节　框架结构与各章主要内容

一、总体框架与结构

（一）本书框架结构

由于本书内容和结构具有特殊性，读者可以先从各章节对全书做一个宏观上的把握和了解。本书内容与结构的特殊性体现在本书的写作思路上，本书的特色就是集理论性与实践性于一身，灵活穿插运用理论、分析理论、描述现象、分析现象的逻辑思路，由浅入深，揭示本书的主要思想，如图1-1所示。

（二）各章节结构

本书共分为六章，其中第二至第六章为本书的核心内容。

第一章为导论。主要是提出问题，论证本书研究的背景和意义，明确本书的研究思路和方法，并对本书的内容安排和逻辑框架以及创新之处进行阐述，为后续研究提供方便。

第二章为医院社会责任理论研究现状。第一节为医院社会责任理论研究现状分析，此节详细介绍了国内外医院社会责任理论的研究现状；在此基础上，第二节详细阐明医院承担社会责任的理论基础；第三节，结合我国医院社会责任研究现状，指出我国医院社会责任理论研究的不足与研究方向。

第三章为我国医院社会责任建设现状分析报告。第一节为我国医院改革的发展阶段及成果展示，此节详细地介绍了我国医院改革以来取得的巨大成就与进步；第二节分析了影响我国医院履行社会责任的内部和外部约束因素；第三节从制度环境、医院公益性以及可持续发展等方面指出了我国医院社会责任建设存在的缺点和不足，并在第四节阐述了我国医院需要加强社会责任建设的必要性和重要性。

第四章为医院履行社会责任的合理界限及价值诉求。第一节为医院社会责任的界定，本节开始首先介绍了医院社会责任的理论模型，并在此基础上分别说明了公立医院和民营医院社会责任的定义以及应该承担的内外部责任；第二节为医院履行社会责任的价值诉求。阐述了医院履行社会责任是对政治、经济、法律、科技和人文等方面的诉求。最后一节为强化医院社会责任的重要意义，从医院的工作定位、增值回报、价值观塑造以及促进和谐社会建设等角度阐释了医院履行社会责任存在的重要意义。

第五章为医院承担社会责任的基本原则与战略管理。第一节为医院承担社会责任的指导思想，此节说明了医院承担社会责任要以科学发展观为指导思想、以实现可持续发展为主要路径、医院承担社会责任要以促进社会和谐发展为最终目标，表明了医院承担社会责任的理论依据；第二节为医院承担社会责任的基本原则，此节在第一节指导思想的基础上详细阐述了医院承担社会责任的基本原则；第三节在对社会责任战略进行相关界定的基础上，提出了医院社会责任战略的基本特征和路径选择。

第六章为“新医改”背景下医院履行社会责任的机制探讨。本章以“新医

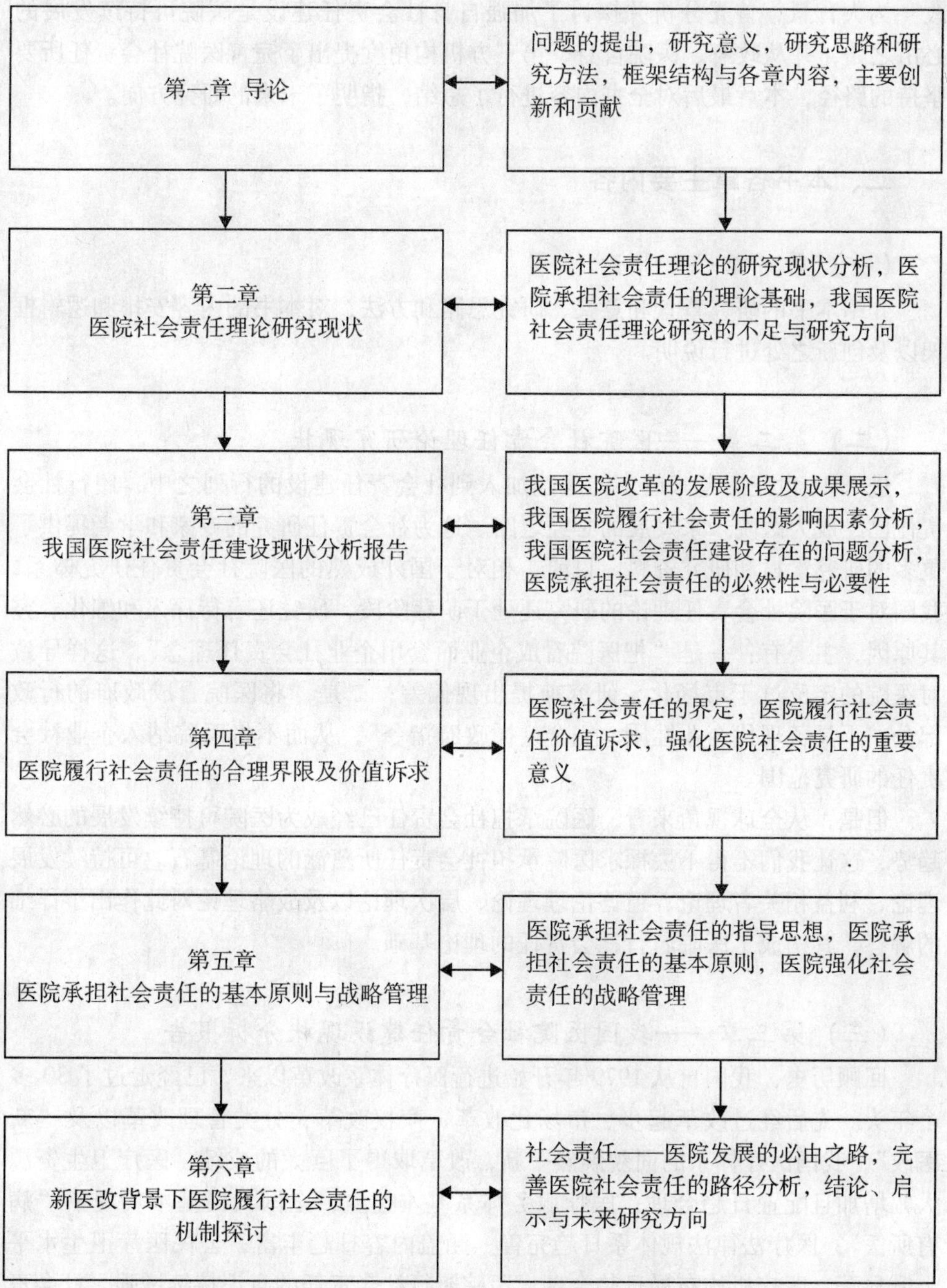
第一章 导论
问题的提出，研究意义，研究思路和研究方法，框架结构与各章内容，主要创新和贡献
第二章
医院社会责任理论研究现状
医院社会责任理论的研究现状分析，医院承担社会责任的理论基础，我国医院社会责任理论研究的不足与研究方向
第三章
我国医院社会责任建设现状分析报告
我国医院改革的发展阶段及成果展示，我国医院履行社会责任的影响因素分析，我国医院社会责任建设存在的问题分析，医院承担社会责任的必然性与必要性
第四章
医院履行社会责任的合理界限及价值诉求
医院社会责任的界定，医院履行社会责任价值诉求，强化医院社会责任的重要意义
第五章
医院承担社会责任的基本原则与战略管理
医院承担社会责任的指导思想，医院承担社会责任的基本原则，医院强化社会责任的战略管理
第六章
新医改背景下医院履行社会责任的机制探讨
社会责任——医院发展的必由之路，完善医院社会责任的路径分析，结论、启示与未来研究方向

图1－1　本书框架结构

改"为大背景，首先分析并探讨了加强自身社会责任建设是医院可持续发展的必由之路，并从政府、医院自身、第三方机构角度提出了完善医院社会责任所要坚持的路径，本章最后对全书内容进行了总结，指明了未来的研究方向。

二、本书各章主要内容

(一) 第一章——导论

介绍本书的研究背景和意义、研究思路和方法，对本书的内容安排和逻辑框架以及创新之处进行说明。

(二) 第二章——医院社会责任理论研究现状

进入21世纪，越来越多的医院加入到社会责任建设的行列之中，履行社会责任已经成为医院未来发展的必经之路。这为社会责任研究的专家和学者提供了更多的研究素材和研究资料。目前，相对于国外成熟的医院社会责任研究体系，我国对于医院社会责任理论的研究还处于萌芽阶段，研究还有待深入和细化。究其原因，主要有：一是"把医院看成企业而套用企业社会责任理念"，这样导致对医院的定位过于市场化，研究前提出现偏差；二是"将医院看成政府的行政部分，不具备现代企业性质，完全遵循政府指令"，从而不将医院纳入企业社会责任的研究范围。

但是，从全球视角来看，医院承担社会责任已经成为医院可持续发展的必然趋势，这让我们不得不去探求医院承担社会责任所蕴涵的理论基石。可持续发展理论、利益相关者理论、道德伦理理论、层次理论以及战略理论对此作出了详细的解答，其构成了医院履行社会责任的理论基础。

(三) 第三章——我国医院社会责任建设现状分析报告

回顾历史，我国自从1979年开始进行医疗体系改革以来，已经走过了30多个年头。先后经过改革起步、市场化改革、产权改革、分类管理改革以及"新医改"，我国医疗体系的面貌焕然一新，改革取得了巨大的成绩：医疗卫生资源大幅增加且配置日趋合理；医疗服务体系基本建立，全国人民基本实现了"病有所医"；医疗法律法规体系日趋完善，涵盖内容日趋丰富；公民医疗卫生水平上升显著，医疗机构布局日趋合理；医院履行社会责任的意识持续增强，社会责任报告数量和质量呈现上升趋势。

在医院的运营和发展过程中，社会责任的履行受到各种内外因素的制约，比如医院自身的规模、财务状况、文化、治理模式以及法律法规、医院的补偿机制、医疗器械和药品供应等。一方面，这些因素制约着医院社会责任的履行；另一方面，医院可以充分利用这些内外部因素，变被动为主动，从而助推自身的社会责任建设。

虽然，我国医疗机构的社会责任建设取得了卓越的成绩，但其存在的问题比比皆是：医院社会责任建设的制度环境不完善，内部管理体系混乱；医疗服务体系落后，阻碍了医疗卫生资源的合理流动；公立医院“逐利”现象严重，医院公益性退化；医疗器械和医疗药品的成本居高不下，导致患者因病致穷、因病返穷等。

这就需要我们充分认清目前医院发展中存在的问题，重视医院履行社会责任的必然性和必要性。医院加强社会责任建设不仅是由社会主义的性质和公益性的本质所决定的，而且医院作为一种提供“准公共产品”的特殊组织，在医疗行业的转型时期更要切实践行社会责任。医院履行社会责任可以增强员工的团结进取精神，增加医院财政收入，探求出新的管理思路，提升医院的社会形象和社会地位。

（四）第四章——医院履行社会责任的合理界限及价值诉求

目前，社会各界对于医院是否应该承担社会责任已经达成了共识，认为“医院承担一定的社会责任有利于医院的可持续发展”。但是，医院究竟该承担什么样的社会责任，以及公立医院和民营医院在承担社会责任上存在哪些异同，无论是政府、社会还是理论界都没有给出明确的答案。

“医院社会责任模型”从内部责任和外部责任两个角度分析了医院应该对谁负责，并解答了医院为什么要对这些对象负责。在此基础上，分别对公立医院和民营医院社会责任的定义和内涵进行了说明，对不同类型的医院履行各不相同的社会责任作出了初步解释。

价值诉求，即对于自身价值和社会价值的追求和实现，是对高层次的精神方面的满足。医院履行社会责任体现了其战略性的价值观。从政治诉求来看，我国的社会主义性质决定了医院必须从人民群众的根本利益出发加强自身社会责任建设；从经济诉求来看，优化医疗资源的配置，处理好经济效益与社会效益的关系，最大限度地满足人民群众对健康的需求是医院社会责任的本质属性；从法律诉求来看，医院履行法律所规定的义务和责任是最基本的要求；从科技诉求来看，提高医疗技术水平和进行医疗技术创新是医院履行社会责任的现实需要；从人文诉求来看，“以人为本，以病人为中心”是医院社会责任价值观的核心。

医院通过对不同价值的追求，从不同角度完善自身社会责任建设的内容，从而使得医院形成了明确的工作定位、增加了医院的经济效益、塑造出了新的价值观，最终推动了社会主义和谐社会的建设。

（五）第五章——医院承担社会责任的基本原则与战略管理

伴随经济全球化的进程和企业社会责任运动在全球范围的不断展开，企业纷纷将社会责任及其管理上升到企业战略管理的层次。“企业社会责任战略把企业自身利益同利益相关者的利益和社会利益紧紧地捆在一起，它并不是简单地为慈善机构和希望工程捐了多少钱，而是企业对于社会、环境、资源、股东、员工等有一种整体的考虑和持续的责任感。”① 企业进行战略性社会责任管理能够对其核心业务进行强有力地支撑，有效地实现企业的历史使命。

医院进行战略性社会责任管理是基于一定指导思想和基本原则的。医院承担社会责任，进行社会责任的战略性管理，要以科学发展观为统领，以实现可持续发展为基本路径，以促进社会和谐发展为最终目标。在上述指导思想的指引下，医院可构建承担社会责任的基本原则，主要包括基于生存和发展的原则、基于自身能力原则、遵守法律法规原则、基于道德行为原则、尊重利益相关方原则、尊重人权的原则、符合社会需要原则。

医院应以上述理论为重要基础，通过建立经济责任战略、法规责任战略、伦理责任战略、自愿性慈善责任战略来强化社会责任的战略管理，以此来创造出他人不可模仿的竞争优势。

（六）第六章——“新医改”背景下医院履行社会责任的机制探讨

2009 年 3 月 17 日，以《意见》颁布为标志的新一轮医改全面展开。“新医改”面向更深层次和更广领域，其整体思想中无不透露着“医院公益性回归”、“医院可持续发展”等社会责任内容。这表明，医院履行社会责任已经成为医院发展的必由之路。

首先，医院的竞争优势以及核心竞争力必须通过社会责任来加强，医院履行社会责任所形成的竞争优势主要表现在效率优势、人才优势、医疗安全优势、公共关系优势等方面；其次，无论是公立医院还是民营医院，其公益性的本质必须通过承担社会责任来体现出来；最后，由良好的医疗技术质量形象、优质的服务形象、良好的环境形象组成的医院形象须通过医院承担社会责任来树立起来。

对于如何强加医院社会责任建设，从政府层面上讲，要加强对医院的财政支持，增加投资主体以完善多元化的投资模式，健全制约与监督机制以引导医院运营和管理模式创新；从法律层面上讲，要完善相关的法律法规以及规章制度，为

① 辛杰：《企业社会责任研究——一个新的理论框架与实证分析》，山东大学博士学位论文，2009 年。

医院履行社会责任创造良好的外部环境；从医院层面上讲，医院首先要树立以人为本的思想，培育具有自身特色的医院文化等；从社会层面上讲，要发展非营利性医疗机构以改善医疗市场供需矛盾，完善医疗保险机构和培育资本市场从而为医院的健康发展提供更好的外部环境。

第五节　主要创新和贡献

本书在充分吸收多位专家学者研究成果的基础上，力图在四个方面有所创新和贡献。

（1）把众多与医院社会责任相关的理论有机地结合在一起。

本书相关章节采用多学科交叉分析，为医院社会责任寻找理论基石；但这些理论并不是简单机械地合并，而是一个有机结合的过程。本书将可持续发展理论、利益相关者理论、层次责任理论、战略理论有机地运用到医院社会责任的分析和研究中，体现了企业社会责任的全方位性和多角度性。

（2）完整地解释和说明了医院履行社会责任对医院本身带来更多利益和好处。

只有充分解释说明医院履行社会责任和经济、社会效益之间的正相关关系，才能说服医院、说服理论研究者。本书多处用不同的理论对医院履行社会责任带来的好处进行了说明，虽然有些理论可能存在欠缺，但是在没有更好的选择时可以作为一个“次优解”。

（3）建立了完善的医院社会责任分析框架。

通过国内外医院社会责任的相关文献的研究，笔者认为目前学术界虽然有很多学者对医院社会责任进行了研究，但是研究状况零碎和片面，没有建立完善的理论分析框架。因此，本书以医院社会责任为中心，构建了一个系统的、全面的理论分析框架。

（4）通过对各类医院实地调研和访谈，剖析医院社会责任现状。

笔者花费了大量时间和精力用于各类医疗机构的实地调研和访谈，争取掌握第一手资料，从而对我国医院社会责任建设存在的问题及其原因进行了深刻地剖析。分析表明，由于我国的人文、法律环境与西方发达国家有所不同，仅仅依靠企业自觉地去承担社会责任的社会氛围还远没有形成，我国医院的社会责任建设还需要医院、企业和其他社会各界的共同努力。因此，从政府、医院自身和其他社会各界等角度提出了许多强化我国医院社会责任建设的一系列意见和建议。

第二章　医院社会责任理论研究现状

医疗卫生事业是与公众生活息息相关的大事，事关社会的和谐与稳定，医院则是我国医疗卫生事业这座大厦的基石，对社会承担着不可推卸的责任。作为实行一定福利政策的社会公益事业单位，履行维护和保障人民身体健康的社会责任是医院最根本的出发点和归宿。根据《医疗机构管理条例》第三条规定："医疗机构以救死扶伤、防病治病、为公民的健康服务为宗旨"，并且中共中央国务院公布的《意见》也明确指出："落实医疗卫生服务的公益性质，着力保障广大群众看病就医的基本需求"，这是对我国所有医院及医疗机构承担社会责任的法定解释。本章旨在对医院社会责任理论的现状和医院承担社会责任的理论基础进行梳理，以便发现医院社会责任研究之不足，进而探讨医院社会责任的研究方向。

第一节　医院社会责任理论研究现状

就医院社会责任理论而言，国内外专家学者已经做了大量的研究工作，对这些医院社会责任理论进行整理、综述和评论有助于进一步的研究和探索。同时，笔者认为，从利益相关者角度出发，研究医院的社会责任以及医院社会责任的实现，让医院利益相关方适得其所，对中国医院的可持续发展有重要意义。

一、国外医院社会责任理论的研究现状

与企业社会责任的研究一样，欧、美、日等发达国家对医院社会责任的研究起步较早，在医院治理和管理改革方面已走过几十年的路程，各类医院的性质与分工相对明确。医院社会责任已经有比较成熟的概念和评价指标体系，并通过第

三方评价机构对医院运营社会责任进行评价，因此研究已经深入到微观层面。国外学者纷纷就医院社会责任的定义，以及各类型医院如营利、非营利或政府医院社会责任的具体内容集中展开探讨。

（一）医院社会责任的定义

“社会责任”一词来源于企业社会责任，最早由英国学者谢尔顿（Oliver Sheldon）于1924年在其著作 *The Philosophy of Management* 中提出，并随着20世纪30年代多德（Dodd）教授与贝利（Berle）教授的争论而广为人知。1953年，“企业社会责任之父”博文（Howard R. Bowen）出版了《商人的社会责任》一书，开启了现代企业社会责任的辩论。随后，国外学者如 Eells & Walton（1961）、Davis & Blomstrom（1975）、Sethi（1975）、A. B. Carroll（1979）、R. E. Freeman（2010）等对企业社会责任的定义做了界定，其中以美国学者 A. B. Carrol 和 R. E. Freeman 的定义最具代表性，A. B. Carroll（1979）指出，企业社会责任是指在给定的时间内社会对组织所具有的经济、法律、伦理、慈善方面期望的总和；R. E. Freeman（2010）认为“企业唯一的社会责任就是在游戏规则内获得利润最大化”。虽然这些学者的表述不同，但他们大多数都认为组织在追求利润的同时应该最大限度地增进和维护利益相关者的利益。

在发展较为成熟的企业社会责任理论基础之上，国外学者对医院社会责任的定义、内容、影响因素进行了不断地探索和研究，但对于医院社会责任的定义，国外学者至今并没有统一、具体的定论。关于国外学者对医院社会责任的定义，朱诺、徐爱军认为：“有的学者认为医院社会责任就是为社区大部分人提供健康治疗及类似的慈善医疗，而有的学者从经济学的角度出发，将医院提供的社会责任看成是一种公共物品，甚至有的学者认为社会责任是作为对确定的社会需要的一种应答来促进健康或提供治疗的活动或计划，它不以市场为目的。”①

与一般经济组织一样，医院也要参与竞争、谋求生存和发展，但由于本身所具有的行业属性——提供的产品和服务直接关系到居民的身体健康，决定了医院社会责任的定义具有自身的行业特征。Buchmueller & Feldstein（1996）认为，医院的社会责任不仅仅针对于困难群体，而应该涵盖整个社会的普通公众。该定义把医院社会责任看做是慈善事业，并将其定义为慈善医疗或是未补偿医疗。美国的基督健康协会（Catholic Health Association，简称 CHA）（2008）在其制定的《社会责任计划和报告指南》中，将医院社会责任定义为：“为特定的社会需求

---

① 朱诺、徐爱军：《基于泰州市的案例研究论中国公立医院社会责任的认知》，载《中国药事》，2011年第5期。

而提供的治疗或是一种积极促进社会健康的计划或活动，这是一种责任，而不是为了市场的目的而提供。”① 这个定义中包含了医院提供社会责任的动机及其具体的内容。

（二）医院社会责任的基本内容

国外学者对于医院社会责任的内涵和概念都有自己的研究和探索，就是对于医院社会责任的内容也有不同的认识。概而言之，国外学者对于医院社会责任具体内容的认识主要集中在以下几个方面：“未补偿的医疗（慈善医疗和坏账），价格折扣；对于科研和教育的投入；净收入。除此之外，有的学者指出医院社会责任还应该包括具有外部正效应的医疗服务（比如健康促进服务包括健康评估与体检、健康教育、适宜性、疾病管理服务）、服务的开放能力、社区健康目标、税收等。”②

Dennis Zimmerman（1991）认为医院社会责任的内容包括未补偿的慈善医疗、坏账、超过医疗辅助计划补偿的成本，以及给弱势群体和医学服务可及性小的人提供改善健康的成本。R. C. Wheeler（1994）等认为未补偿的医疗、教育和科研、净收入、亏本服务和价格折扣都应纳入医院社会责任内容的范畴。在此基础上，William Buczko（1994）则将其中未补偿医疗责任进一步分为慈善医疗和坏账责任。

Sean Nicholson（2000）等则指出医院社会责任的考察内容应包括未补偿的医疗、未入账的公共服务、医学研究上的损失和税收几个方面。其中，税收作为一项医院社会责任的内容是针对营利性的医院，是指营利性医院所缴纳的销售税、物业税和收入税的总和。针对 Sean Nicholson 的医院社会责任研究，O. Ginn Gregory（2006）等对其进行了拓展，并指出医院社会责任的具体内容有：未补偿医疗、具有外部正效应的医疗服务、研究和教育、服务的开放能力、社区健康目标。可见，随着学者们探讨的深入，医院社会责任内容包含的具体方面也逐渐丰富。

在实践层面，CHA（2008）在《社会责任计划和报告指南》中指出医院社会责任的内容包括：“改善社区卫生服务（community health improvement services）、卫生专业教育活动或项目（health professions education activities or pro-

① 徐爱军、周春红：《转型时期我国医院的社会责任及其影响因素》，载《中国卫生经济》，2009 年第 1 期。

② 朱诺、徐爱军：《基于泰州市的案例研究论中国公立医院社会责任的认知》，载《中国药事》，2011 年第 5 期。

grams)、资助健康服务(subsidized health services)、研究项目(research programs)、现金和实物捐助(cash and in - kind contributions)、社区建设活动(community - building activities)等6个具体的方面。"① 以CHA的社会责任内容为基础,美国国内税收署(Internal Revenue Service,简称IRS)要求从2010年开始,所有的非营利性医院都必须披露社会责任报告(Schlesinger,2009)。

当前,西方先进发达国家学术界普遍认为,医院社会责任就是医院在追求合理利润的同时,必须承担对政府、股东、生态环境、消费者、雇员、可持续发展等方面的社会责任。具体表现如下:

第一,对于政府的责任,主要体现在医院的一般责任(依法经营、照章纳税、配合政府宏观调控)、特殊责任(保值增值、扩大社区就业、维护社会稳定)和高层次责任(发展先进医院文化、保障国家安全)等方面。"以美国为例,早在20世纪70年代,美国就已通过立法要求医院通过合法经营、公平竞争来维护医院市场经济秩序,且通过法案明确支持医院可以自主资助慈善事业;1985年后,美国通过法律特别规定,医院董事会在制定重要经营决策时,特别是在决定是否接受一项股权收购方案时,除考虑股东的利益外,还要考虑其他利益相关者的利益。"②

第二,对于股东的责任,主要体现在医院保证股东经营管理的权利和股权收入。"如德国医院建立了现代企业制度,公司首要的责任取向是最大限度地为股东赢利。与此同时,公司也清醒地认识到企业要想立足于长远发展,就必须承担社会责任,社会责任的履行与股东利益最大化是辩证统一关系。社会责任感提示医院须以诚信负责的态度与中小股东加强沟通,用真实可观的业绩,增强投资者对公司的信心,将资本市场演化为公司理想的融资场所,将公司打造成理想的投资目标。"③

第三,对于环境的责任,主要体现在医院在追求利润最大化的同时,把医院对环境的污染降至最低的范围,保护生态环境和生物多样性。"例如日本,企业社会责任研究始于20世纪70年代,出于对环境保护和能源节约的考虑,日本政府分别颁布了《有关能源使用合理化的法律》和《京都议定书》。以上两部法律法规对日本的各行各业尤其是医院行业提出了明确的节能要求,日本政府同时建立了节能标签制度、节能产品销售商制度等相应的法律执行体制和推进措施,对

① 杨学伟、徐爱军等:《医院社会责任内容的研究现状与研究方向探讨》,载《辽宁中医药大学学报》,2011年第1期。

② 徐东佳、赵迎欢:《发达国家医药企业社会责任研究及启示》,载《中国药房》,2012年第9期。

③ 同上。

未达标企业采取公告、警告、罚款等措施。”[①] 此外，对于消费者的责任，主要体现在医院向消费者提供质优价廉的医疗产品和服务。

综上所述，国外学者对医院社会责任的研究早在20世纪90年代就已经深入到微观层面并展开了对医院社会责任具体内容的探讨活动，随着学者们探讨的深入，医院社会责任包含的具体内容也逐渐丰富。

二、国内医院社会责任理论的研究现状

相对于国外，国内对医院社会责任理论的研究开始得相对较晚。总体来看，国内学者们都能将医院社会责任与我国医院的实际情况结合起来进行研究，从不同角度研究医院社会责任，内容广泛，包括理论与实践部分，并且相对更注重医院社会责任应用分析。但由于国内理论界对医院社会责任的研究还处于起步阶段，现有文献不多，根据笔者在中国知网上对关键词“医院社会责任”的检索，也仅仅检索到81篇中文文献[②]。其中，绝大部分文献是具体研究我国公立医院社会责任问题，少部分文献没有严格区分公立医院或者民营医院，而仅仅研究医院社会责任，只有4篇文献是专门研究民营医院社会责任问题。

（一）国内医院社会责任理论研究成果概况

虽然收集的文献不多，但这些文献基本代表和覆盖了国内医院社会责任理论研究领域的现状。国内医院社会责任理论研究的贡献大致集中在三个方面，即专著、学术论文、会议和报纸三个层次，其中论文包括学术期刊和硕士学位论文、博士学位论文，成果统计情况大致如下。

1. 专著

根据笔者的收集，迄今为止，国内有关医院社会责任研究的专著，比较早的有赵增福等主编的《医院管理伦理学》（军事医学科学出版社2003年版），之后虽然学者对医院社会责任给予越来越多的关注，但也只是为了研究中国公立医院体制改革之需要。即使个别章节会顺带涉及社会责任，也只是为了说明医院的体制、管理等问题。可见，国内专门对医院社会责任理念研究的专著是一片空白，究其原因，一种可能是把医院看成企业而套用企业社会责任理念；另一种可能是将医院看成政府的行政部分，不具备现代企业性质，完全遵循政府指令。

---

① 徐东佳、赵迎欢：《发达国家医药企业社会责任研究及启示》，载《中国药房》，2012年第9期。

② 由于资源限制，笔者的统计很难做到绝对准确。

2. 学术论文

学术论文是个人或组织发表其观点的重要载体，其质量和数量是评价某一学科领域建设和发展的重要标志。基于此，我们整理了关于医院社会责任研究的学术期刊和硕士、博士论文，为评价国内学者对医院社会责任理念的研究现状提供有力的参考依据。

（1）学术期刊。

根据笔者在中国知网上对关键词“医院社会责任”的检索，国内最早有关“医院社会责任”研究的一篇文献是“辽宁省人民医院胡顺先于1994年发表在《中国医院管理》第9期的《论医院的社会责任》”。总的说来，发表在核心期刊上的关于医院社会责任研究的论文相对较少，根据我们所收集的文献和期刊影响因子，对近年来发表的有关医院社会责任研究的主要文章统计如下（见表2－1）。

表2－1　相关主要期刊采用医院社会责任研究的文章情况

刊　　名	篇数	最早期论文
中国医院管理	8	胡顺先（1994）《论医院的社会责任》
辽宁中医药大学学报	3	杨学伟、徐爱军、陆荣强、周春红（2011）《医院社会责任内容的研究现状与研究方向探讨》
齐鲁医学杂志	2	刘肖宏、田立启、魏仁敏（2009）《公立医院社会责任的研究构思》
江苏卫生事业管理	4	管文富（2009）《新时期公立医院的社会责任》
医院管理论坛	2	陆赋生（2007）《新农村建设与公立医院的社会责任》
创新	1	黎友焕（2010）《基于医院社会责任理论的医院价值观重塑》

（2）硕士、博士学位论文。

在我国医院社会责任理论研究进程中，一个比较明显的特征是，越来越多的年轻学者加入到医院社会责任研究的行列中，特别是更多的硕士研究生和博士研究生开始以“医院社会责任”为题或者从医院社会责任角度写一些比较有学术水平的论文，这大大扩充了医院社会责任研究领域的队伍。应该说，目前我国研究医院社会责任的文献中，高水平和高档次的作品基本集中在硕士、博士学位论文之中，甚至一些高档次刊物发表的高水平文章也往往是从硕士、博士学位论文中分解后发表的。通过笔者在期刊网，分别以关键词“医院社会责任”和摘要“医院社会责任”检索，搜索到10篇硕士学位论文和1篇博士学位论文，这些论文最早的也就是2008年（见表2－2），其中有4篇硕士学位论文是直接研究医院社会责任的，其他（包括1篇博士学位论文）都是间接涉及医院社会责任的。可见，医院社会责任在我国才刚刚起步，并未引起社会各界的足够重视和关注。

表 2-2　与医院社会责任研究相关的硕士、博士学位论文

作者（年份）	论文名称	备注
龙翔凌（2008）	公立医院综合绩效评价体系研究	北京中医药大学硕士学位论文
林玲彬（2008）	医师注意义务探讨	复旦大学硕士学位论文
刘肖宏（2009）	公立医院社会责任的研究	青岛大学硕士学位论文
何莎莎（2009）	公立医院组织绩效内涵及其对绩效评价的启示研究	华中科技大学硕士学位论文
李慧娟（2009）	基于信息披露的公立医院政府监管模式研究	华中科技大学硕士学位论文
奚松（2009）	公立医院社会责任研究——以苏州大学附属第一医院为例	苏州大学硕士学位论文
周春红（2011）	我国医院社会责任评价指标体系的研究	南京中医药大学硕士学位论文
王迪（2011）	社会主义市场经济条件下公立医院的社会功能研究	吉林大学硕士学位论文
周春红（2011）	我国医院社会责任评价指标体系的研究	南京中医药大学硕士学位论文
赵力杰（2011）	我国医院成本核算与成本管理研究	河北经贸大学硕士学位论文
黄锐（2011）	基于利益相关者的公立医院组织绩效评价指标体系研究	华中科技大学博士学位论文

3. 会议和报纸

以医院社会责任研究为主题的会议和报纸内容相对较多，笔者以“医院社会责任”为关键词，在期刊网上可以搜索到一百多条与医院社会责任研究相关的文章，这从侧面反映了医院社会责任研究与实践在我国越来越受到社会的重视。

（二）医院社会责任的定义及内容

正如国外没有对医院社会责任的定义及范围界定达成统一的意见一样，目前国内也没有一个统一的医院社会责任定义，而且不同学科背景下的学者们往往有不同的见解，有时分歧相当大。

1. **医院社会责任的相关定义**

对医院社会责任内涵的把握是研究医院社会责任的基本问题，我国学者从各自的学科角度对医院社会责任做出了不同的诠释。在最早发表的医院社会责任研究的论文中，胡顺先指出：“所谓医院的社会责任，就是指医院在其经营管理运行过程中对社会应自觉承担与履行保证公民医疗、保健、康复等的社会任务与义务。”①

针对公立医院，奚松认为：“公立医院社会责任是指由国家或集体举办的具有公益性质的非营利性医院，在依法实现对社会基本医疗保障和公共卫生服务的目标及其实现自身可持续发展的过程中，对国家、社会、就医群众和内部员工所承担的制度责任、体制责任及机制责任。”②

张慧英、李增笑认为：“医院社会责任是指医院通过医院制度和医院行为所体现的对员工、商务伙伴、客户（消费者）、社区、国家履行的各种积极义务和责任，是医院对市场和相关利益群体的一种良性反应，也是医院经营目标的综合指标。它既有法律、行政等方面的强制义务，也有道德方面的自愿行为，包括医院的经济责任、医院的法律责任、医院的生态责任、医院的伦理责任、医院的文化责任。”③

在参考了阿奇·B. 卡罗尔（A. B. Carroll，2000）的“四责任理论”和美国经济发展委员会（The Committee for Economic Development，简称CED，1971）的“三个同心责任圈理论”的定义之后，黎友焕把医院社会责任的定义界定为：“在某个特定发展时期，医院对其利益相关者应该承担的经济、法规、伦理、自愿以及其他相关的责任。”④

朱诺、徐爱军在总结中西方有关医院社会责任研究的基础上，将医院社会责任定义为：“医院在维持自身生存和发展的基础上，为满足特定的社会需求，在维护公共卫生、保证医疗服务质量和可及性、完成政府指令性任务及其他提高社会效益方面所承担的责任。”⑤ 该定义的落脚点在于责任，强调了履行这种责任的基础和前提是医院具备一定的财务能力，也就是明确了医院社会责任和经济责任的关系。同时，他根据医院活动的性质（主动或被动）和活动所产生的直接

① 胡顺先：《论医院的社会责任》，载《中国医院管理》，1994年第9期。

② 奚松：《公立医院社会责任：生态、体系与治理》，载《中国卫生法制》，2009年第3期。

③ 张慧英、李增笑等：《基于社会责任的现代医院财务管理模式的创新》，载《改革之窗》，2010年第6期。

④ 黎友焕：《基于医院社会责任理念的医院价值观重塑》，载《创新》，2010年第6期。

⑤ 朱诺、徐爱军：《基于泰州市的案例研究论中国公立医院社会责任的认知》，载《中国药事》，2011年第5期。

结果（经济效益或社会效益），将医院所有的活动进行了分类，认为“医院主动/被动进行的既产生经济效益又产生社会效益的活动和主动/被动进行的直接产生社会效益的活动属于医院的社会责任”①。

2. 医院社会责任的内容界定

医院社会责任的概念随着医院社会活动领域的扩大而不断变化。多数专家学者希望赋予这个词更多的含义，但理论研究的严肃性又迫使人们不得不三思而后行。由于我国公立医院占医院总数的绝大多数，因而所谓的医院社会责任更多的是强调公立医院的社会责任。由于公立医院的这种特殊性，下面分医院、公立医院和民营医院三部分，以突出公立医院与民营医院社会责任的内容界定。

（1）有关医院社会责任的内容界定。

胡顺先认为，医院社会责任至少应包括四个层次的内容：“第一个层次是医院对国家的责任；第二个层次是医院对社会的责任；第三个层次是医院对求医群众的责任；第四个层次是医院对内部职工的责任。”②

赵增福③从对“医社关系”的结构形态的认识，形成了医院对国家的责任、医院对社会的责任、医院对就医群众的责任和医院对内部职工的责任等；从对“医社关系”作用特点的认识，形成了医院扩大社区预防和指导基层医疗卫生工作的责任，以及医院现场急救和治疗的责任、医院环境管理达标的责任等；从对“医社关系”本质特征的认识，将医院社会责任分为经济责任、法律责任、道德责任等。

谢蓉蓉、徐爱军等④通过医院社会责任测量指标及其体系的建立，形成相应的社会责任三级指标体系。其中，初级医院社会责任为：“向患者提供高质量的医疗服务，坏账、税收、医院在医保等补偿资金方面的亏空，承担突发公共卫生事件和重大灾害事故紧急救治任务，完成政府指令性任务”；中级医院社会责任为：“具有外部正效应的医疗服务、价格折扣、低利润的医疗服务及廉价药品的开放和提供能力”；高级医院社会责任为：“慈善医疗教育和科研，社会捐赠，保护环境社区健康目标”。

（2）针对公立医院社会责任的内容界定。

能力有多大责任就有多大。对于具有社会主义公益性质的公立医院而言，其

① 参见朱诺、徐爱军：《基于泰州市的案例研究论中国公立医院社会责任的认知》，载《中国药事》，2011 年第 5 期。

② 胡顺先：《论医院的社会责任》，载《中国医院管理》，1994 年第 9 期。

③ 参见赵增福：《医院管理伦理学》，军事医学科学出版社 2003 年版。

④ 参见谢蓉蓉、徐爱军等：《医院社会责任测量：研究思路和指标体系》，载《中国医院管理》，2010 年第 7 期。

职和责是统一的。奚松从政治、经济、法律、科技和人文5个维度论述了公立医院社会责任的合理边界："第一，全心全意为人民服务是公立医院社会责任的首要界限；第二，正确处理经济效益和社会效益的关系，应把社会效益放在首位；第三，公立医院法治化是其承担社会责任的基本特征；第四，公立医院服务的能力是有限的，不可能承担提供社会卫生产品和卫生服务的无限责任，只能承担基本的医疗保障和公共卫生服务的责任；第五，公立医院社会责任必须考虑社会卫生资源成本投入与效率相统一，效率居先的原则。"①

在另一篇文章中，奚松指出，公立医院的内容主要包括积极参与全面建设小康社会和构建社会主义和谐社会；提供公平的卫生服务和保障低收入群体的基本卫生服务；增进国民的健康和关注公共卫生；重建和谐医患关系；建立科学的医院管理体系和医疗质量管理与持续改进机制；加强医学教学和科研；维护医院员工权益等，并从生态、体系与治理角度提出公立医院的社会责任内容，"生态：内部责任、外部责任；体系：制度责任、体制责任、机制责任；治理：国家层面、社会层面、就医群众、内部员工"②。

黄少瑜认为，公立医院社会责任的内容及表现形式，具体包括四点："第一，向广大人民群众提供基本的医疗卫生保健服务，最大限度地满足人民群众基本医疗服务需求，这是公立医院最基本的社会责任。第二，及时和高效地应对突发公共卫生事件，这是政府处置突发公共卫生事件的主要依靠力量。在关键时刻，及时、快速、高效地处置突发公共卫生事件是公立医院义不容辞的法定责任和重要的社会责任，如在非典、抗震救灾时期，在每次发生群死群伤事件或自然灾害后，公立医院的社会责任就表现得更为明显和突出。第三，承担对基层医疗机构的帮扶资助和医务人员的教育培训义务。在建设城市社区卫生服务和新型农村合作医疗制度医疗服务体系过程中，公立医院应发挥自身资源、技术和规模优势，在扶持基层医疗卫生机构发展医疗技术、培养基层医务人员方面承担必要的责任。第四，基本医疗卫生知识和健康知识普及教育的责任和义务。人民群众的健康知识和医疗卫生基本常识等方面的素质需要普及和提高，指导人民群众正确的工作和生活方式，引导病人正确就医治疗，避免被医托或者所谓的神医所蒙蔽和欺骗。参与公益活动，协助政府帮助社会救助弱势群体，为他们提供低廉、优惠甚至免费的医疗服务。"③

徐爱军基于网站内容分析，总结出8种我国公立医院社会责任行为表现：

---

① 奚松：《公立医院社会责任的边界与价值诉求》，载《中国医院》，2009年第4期。
② 参见奚松：《公立医院社会责任：生态、体系与治理》，载《中国卫生法制》，2009年第3期。
③ 黄少瑜：《从公立医院的公益性看其社会责任》，载《现代医院管理》，2011年第1期。

"①向患者提供优质的医疗服务；②完成政府指令性任务及计划；③承担突发事件的救援任务；④健康促进服务；⑤价格优惠；⑥慈善医疗；⑦教育科研；⑧实施社会公益活动。"①

(3) 针对民营医院社会责任的内容界定。

民营医院具有医院和企业的双重属性，它所承担的社会责任既具有企业的社会责任属性，也具有一般医院所共有的要求。结合公立医院社会责任的有关内容，刘薇、刘善玖等将民营医院的社会责任综合归纳为三个层面，即第一层面是基本责任，第二层面是义务责任，第三层面是支援责任。其中，民营医院的基本责任包括"治病救人，以病人为中心；关爱职工，发展医院"；民营医院的义务责任包括"依法执业；诚信经营；保护环境；规范医疗"。民营医院承担支援责任的主要形式有"一是送医下乡，为民义诊；二是开展健康教育，普及卫生知识；三是协助政府处理突发性公共卫生事件"。②

根据医院在履行社会责任过程中与利益相关者的紧密程度，笔者认为，医院社会责任主要分为三个层次：第一个层次是基本社会责任层次，包括经济责任和法规责任；第二个层次是中级社会责任层次，即伦理社会责任和自愿性慈善社会责任；第三个层次是高级社会责任层次，即其他社会责任。

（三）与医院社会责任相关的理论研究

对医院社会责任进行理论上的研究是国内外专家学者解释医院社会责任共同的切入点，在各种理论上，国内学者都能取得较为一致的意见，但在个别观点上也存在分歧。

1. 经营伦理与医院社会责任

所谓经营伦理，就是经营本身的伦理，凡是与经营有关的组织都包含伦理问题。经营伦理一方面运用明确界定的道德标准对经营道德行为加以评判；另一方面要阐述具体的道德规则，以适用于实际的经营问题。郑大喜认为："经营伦理在强调医院社会性的或制度性的义务论同时，更为重视医院本身的思想和价值观，强调尊重人性和尊重人权。医院应以救死扶伤、治病救人、全心全意为人类健康服务的伦理原则为出发点，在经营及诊疗中做到知情同意、热情细致、有利无害，争取用最少的医疗资源达到最好的医疗效果。"③

---

① 徐爱军：《基于内容分析法的我国公立医院社会责任行为表现探讨》，载《南京社会科学》，2011年第4期。

② 刘薇、刘善玖、吴端亮：《浅论民营医院的社会责任》，载《赣南医学院学报》，2008年第5期。

③ 郑大喜：《新医改形势下公立医院的社会责任与经营伦理》，载《现代医院管理》，2010年第4期。

如何评价医院的业绩，以便看出它是否尽了社会责任？邱仁宗认为，医院管理行动的伦理框架包括："①有义务采取有利于它服务的对象（病人、社区/社会）以及医院及其员工的行动。有利要最大化。冲突可出现在有利于病人与有利医院及其雇员之间，应妥善解决。②有义务采取不给病人、社区/社会以及医院及其员工带来伤害或损害的行动。伤害或风险要最小化。做不到有利于人，至少不要伤害人。③有义务尊重受行政管理决策影响的那些人，尤其是病人和医务人员的自主性，并尊重他们的人格。④有义务在做出影响它服务的对象（病人、社区/社会）以及医院及其员工的行政决定及资源分配时要公平和不偏不倚。"①

医德资源也是一种经营伦理，对此，符壮才认为，"医德资源作为一种特殊资源，既具有资源的一般属性，又具有自身的特殊性，在医院可持续发展中发挥着重要的作用：第一，医德资源融合在医院的人力资源、技术资源、环境资源、资本资源、管理资源之中，并将各种资源有机地结合在一起，使之相互融通、和谐发展；第二，医德资源通过良好的医德医风所带来的效益，不仅仅局限在病人或医院本身，还可产生除医院社会效益和经济效益以外的良性效益；第三，医德资源是人力资源、技术资源等直接资源发挥作用不可缺少的条件，其他任何一种资源不可替代医德资源对各种资源的支持和催化作用，使各种资源发挥最大化的作用；第四，医德资源一方面存在生物性，与人的生理、心理特征相联系，另一方面具有社会性，依赖于社会，离不开社会政治、经济的发展，使医德资源的功利性体现在医院法人和医务人员的工作之中"②。

2. 公益性与医院社会责任

社会组织的公益性，就是一定社会组织通过自己有目的的活动，以非营利方式向社会提供某种满足社会和公众基本需要的产品或服务的行为属性。黄少瑜认为："公立医院的公益性，体现在以非营利方式向社会公众提供基本的医疗卫生保健、治疗、预防和医学教育等公共卫生服务，以及向贫困人口提供免费或低收费的基本医疗服务等。公立医院的社会责任是公立医院公益性的一种表现形式，公益性是其特殊的社会属性，社会责任是作为一般社会组织的共性。公立医院公益性的特殊属性和社会要求，决定公立医院承担的社会责任不同于一般的企业或其他社会组织，其要比企业或其他社会组织更加重视社会责任。同时，政府和社会公众对公立医院的公益性寄予更高的期望值，要求其承担高于一般企业和社会

① 参见邱仁宗：《医院的社会责任：伦理学视角》，载《医学与哲学：人文社会医学版》，2006 年第 6 期。

② 符壮才：《如何发挥医德资源作用来增强医院的社会责任》，载《中国卫生资源》，2009 年第 2 期。

组织的社会责任。”①

郑大喜指出：“公立医院的公益性主要体现在两方面：一是切实履行公共服务职能，满足群众的基本医疗卫生服务需求；二是以公共服务最大化的原则组织提供服务，提高运行绩效。公立医院应承担的救死扶伤、防病治病的社会责任，是不容推辞的义务和应恪守的行业准则，决不能在市场化经营中唯利是图而违反行业准则，改变医疗的公益性定位。”②

刘峰认为：“不管是公立医院还是民营医院，也不管是非营利性或营利性医院，要把社会效益放在首位，防止片面追求经济收益而忽视社会效益的倾向。公益特性是一切医院的基本属性，只有踊跃参与公益活动，并将这一理念融入文化建设之中，突出公益的特性；只有勇于承担社会责任，才能求得政府的支持，才能取得百姓的信任，才能赢得社会的满意。”③

3. 可持续发展与医院社会责任

可持续发展是指既能满足当代人的需求，又不损害后代人满足其需求能力的一种发展。公立医院可持续发展主要是指公立医院生命活力的持续性和成长性。赵斌、姚俊把公立医院可持续发展定义为：“公立医院在追求基业长青的过程中既要竭尽全力满足患者的健康需要，又要积极关注其他利益相关者（政府、社区、供应商和社保部门等）的诸多利益诉求，以期建立良好的公共关系；既要考虑近期的利润增加和医疗市场扩大，又要考虑持续的赢利增长；既要追求经济效益，又要追求社会效益。这一概念的具体含义包括公立医院可持续发展的战略选择：社会责任管理，即一方面将社会责任管理纳入医院可持续发展的战略框架，另一方面建立有效的社会责任管理体系。”④

黄建军、甘强认为：“医院社会责任是一种新型的医院文化，它重新塑造了医院在当前人文精神社会高速发展时代下的价值观，是现代医院管理的新方法，实践说明医院社会责任建设与持续发展正相关，是医院可持续发展的新动力。”⑤

4. 社会责任理念与医院社会责任

医院社会责任的概念起源于社会责任尤其是企业社会责任的理念，其本质是在经济全球化与人文精神社会快速发展背景下，医院对自身经济行为的道德约

---

① 黄少瑜：《从公立医院的公益性看其社会责任》，载《现代医院管理》，2011 年第 1 期。

② 郑大喜：《新医改形势下公立医院的社会责任与经营伦理》，载《现代医院管理》，2010 年第 4 期。

③ 刘锋：《牢记公益属性，强化民营医院的社会责任》，载《现代医院》，2011 年第 2 期。

④ 赵斌、姚俊：《基于社会责任的公立医院可持续发展研究》，载《中国卫生经济》，2009 年第 4 期。

⑤ 黄建军、甘强：《医院社会责任是医院持续发展的新动力》，载《时代经贸》，2007 年第 9 期。

束，它既是医院的宗旨和经营理念，又表现为医院具体的管理措施和评估体系。黎友焕认为："医院社会责任的提出是对医院文化、医院价值观念的重新塑造和重大创新，在医院形象、医院风格、医院作风、行为准则以及医院礼仪等方面为医院建立起一种崭新的文化范式。"① 黎友焕还指出："重塑了医院价值观的医院社会责任，对整个医院文化体系能够产生巨大的促进作用：其一，加强了医院文化的凝聚作用；其二，明确了医院文化的导向功能；其三，增强了医院文化的激励功能；其四，强化了医院文化的约束功能；其五，扩展了医院文化的辐射功能；其六，加快了中外医院文化的融合功能。"②

赵斌、姚俊认为："医院承担一定的社会责任，虽然短期内会导致经营成本的增加，例如社会捐助、困难群众医疗费用减免和社区义诊等方面的支出。但从长远来看，良好的社会责任管理能为医院长期保持可持续发展提供有效的支撑，可以为医院带来多方面的价值。反之，如果医院管理者在医院经济管理过程中忽视其社会责任，不注意加强自我约束，一味地为了医院自身的和短期的利益过度地或放任地使用医疗资源，不仅会加重一部分患者的承受压力，还会从根本上损害医院自身的利益，那势必会加重医疗供需的社会不公，影响医疗卫生事业的整体发展。"③

5. 风险管理与医院社会责任

风险是一个与不确定性密切相关的概念。林春花指出："风险管理是企业的董事会、管理层和其他员工共同参与的一个流程，应用于企业的战略制定和企业的各个部门和各项经营活动，用于确认可能影响企业的潜在事项并在其风险偏好范围内管理风险，对企业目标的实现提供合理的保证，医院风险管理是指对影响医院目标实现的各种不确定性事件进行识别、评估和应对的过程，应用于医院各个部门、科室和所有活动。"④ 同时，她还指出："医院开展和加强风险管理的必要性：一是现代风险社会对医院管理提出了新的更高的要求；二是医改把医院参与医疗市场竞争推向一个新阶段；三是加入 WTO 对国内医院产生新冲击；四是科学技术迅猛发展对医疗人才培养提出了新挑战；五是涉医立法新形势为医院提出了新课题；六是大量投资资金进入医疗市场对医院带来新冲击。"⑤

余江、王振维认为："医院只有加强风险管理，才能提升自身承担社会责任的能力。医院加强风险管理的主要措施有：加强风险教育，不断强化风险意识；

①② 黎友焕：《基于医院社会责任理念的医院价值观重塑》，载《创新》，2010 年第 6 期。

③ 赵斌、姚俊：《基于社会责任的公立医院可持续发展研究》，载《中国卫生经济》，2009 年第 4 期。

④⑤ 林春花：《风险管理与医院社会责任辨析》，载《中国医院管理》，2010 年第 8 期。

建立健全现代医院风险管理组织结构体系；建立风险识别和评估框架；建立风险预警机制；建立健全内部控制和审核体系；正确选择风险应对策略；进行风险管理效果评价。”①

6. 社会功能说与医院社会责任

早期相关文章集中于公立医院的社会功能探讨上。例如：将公立医院履行其社会功能定义为社会责任，借鉴企业社会责任概念，认为它是公立医院在获取自身生存和发展的同时，面对整个社会的健康需要，为确保社区居民卫生服务，维护国家、人民的健康利益所必须承担的义务，包括社会道德责任、经济责任、法律责任等。② 石光、刘秀颖、李静将公立医院的社会功能定义为：“公立医院向社会提供的疾病预防和保健、医学科研和医学教育等公共卫生服务，以及向贫困人口提供免费或低收费的基本医疗服务。”③

随着经济社会的发展，医疗改革中出现了公立医院过于追求市场化和经济利益，忽视其本应具有的社会责任与社会功能，公益性质淡化、社会功能缺失，出现了许多与公共卫生事业发展不相协调的状况。王迪指出，“坚持公立医院社会功能，构建公立医院社会功能体系，探索一条既符合我国社会主义初级阶段国情又适应中国特色社会主义市场经济的发展要求；既能促进公立医院的自身发展，又能满足人民享受质优价廉的基本医疗卫生服务需求；既有服务又有责任，既有竞争又有活力的公立医院科学发展之路，已是摆在我们面前的一大课题”④。他通过对新时期公立医院社会功能、社会责任的分析，提出了通过建立和完善投入补偿、收费价格、经营管理、社会效益考核、监督、奖惩等制度，以及加强政府主导和市场机制的关系等方法，推动公立医院的社会功能和社会效益。

7. 关于医院社会责任相关理论研究的其他内容

除上述提及的相关理论与医院社会责任研究外，国内还有部分学者分别从法律、竞争力和社区卫生服务，以及“看病难、看病贵”等角度研究医院社会责任。

（1）法律保障与医院社会责任。

为构建社会主义和谐社会，适应公立医院体制改革，缓和医患关系，从而健

---

① 余江、王振维：《加强风险管理，提升医院承担社会责任的能力》，载《重庆医学》，2010 年第 11 期。

② 参见王小合：《对构建公立医院社会评价体系的思考》，载《中国医院管理》，2006 年第 4 期。

③ 石光、刘秀颖、李静：《中国经济转型时期公立医院社会功能评估的研究框架》，载《中国卫生源》，2002 年第 9 期。

④ 参见王迪：《社会主义市场经济条件下公立医院的社会功能研究》，吉林大学硕士学位论文，2011 年。

全补充现有法律，让公立医院更好地有法可依、有章可循，营造公立医院充分履行社会责任的良好氛围已迫在眉睫。邵志民、田晓洁指出："各地通过完善规章制度来依法保障公立医院履行社会责任，针对缺失之处可采取的措施有：①建立'第三方'制度，从法律上杜绝医闹事件；②立法保障公立医院履行社会责任的良好外部环境；③建立保障与约束并举的管理机制，改善公立医院医疗机构卫生服务的应变性。"①

（2）核心竞争力与医院社会责任。

所谓医院的核心竞争力，是指医院占据领先地位的、特有的，经过长期积淀融入医院内质的，并通过管理整合，能为医院创造出可持续竞争优势的核心能力。汤晶晶认为："医院在履行社会责任的过程中，通过树立社会责任文化来影响医院的战略、制度、质量、技术、员工和形象，巩固和提高医院的社会地位，塑造自己的核心竞争力。因此，强化公立医院对社会责任的履行，不仅是增强医院竞争力的需要，更是提升医院核心竞争力的主要标志。随着卫生体制改革的不断深化，公立医院的社会责任也将逐步成为其最为重要的竞争资本。"②

（3）社区卫生服务与医院社会责任。

社区卫生服务是卫生工作的重要组成部分，牵动着千家万户。刘正炼、洪冬微认为："发展社区卫生服务是一项系统工程，必须在党委和政府的统一领导下，各部门、各系统齐心协力、齐抓共管，全社会积极参与，才能出成果、出效益。各大公立医院应充分发挥在发展社区卫生服务中的应有作用，主动承担社会责任。各级宣传部门和新闻媒体要加强社会舆论宣传，鼓励居民到社区看病。通过健全社区卫生服务功能，真正缓解群众'看病难'、'看病贵'的问题，让广大群众真正享受经济社会发展的成果。"③

（4）"看病难、看病贵"与医院社会责任。

目前，我国整个医疗领域在宏观和微观上都处于失控状态，医疗卫生服务公平性差、可及性低，群众抱怨"看病难、看病贵"等问题日益突出。张乐鸣认为："导致群众看病难、看病贵这一社会问题的主要原因有：一是卫生资源在城乡之间、地区之间配置不平衡；二是医疗保险制度不完善，医疗保障覆盖面太

---

① 邵志民、田晓洁：《公立医院社会责任与法律保障关系探讨》，载《中国医院管理》，2010 年第 12 期。

② 汤晶晶：《公立医院履行社会责任与构建核心竞争力的辩证关系》，载《上海医药》，2009 年第 10 期。

③ 刘正炼、洪冬微：《公立大医院在发展社区卫生服务中应承担的社会责任》，载《中国医院》，2007 年第 8 期。

小；三是医疗费用上涨幅度过快；四是政府卫生投入不足。”① 为主动缓解群众“看病难、看病贵”问题，刘正炼认为：“公立大医院应采取以下措施：①明确办院方向，牢固树立‘以民为本’的服务理念；②提高向管理要效益的认识，持续改进就医流程；③强化质量意识，努力打造医院品牌；④强化职业道德教育，千方百计提高员工队伍的综合素质；⑤加强对社区和农村卫生工作的指导，认真履行公立医院的职能。”②

（四）关于医院履行和强化社会责任的研究

相对于理论研究问题，国内专家学者更多强调医院社会责任的应用与实践，一方面是因为理论发展还不成熟，另一方面是因为国内经济社会的发展急切需要了解医院社会责任的实践及其效果。所以，实践问题主要涉及医院履行社会责任有何意义，以及医院如何强化社会责任。

1. 医院履行社会责任的意义

医院履行社会责任，既是医院作为特殊组织的基本义务，也我国社会主义的基本性质；既符合社会发展的要求，也符合医院长远发展的要求，有利于促进医院的社会竞争力和可持续发展。赵斌、姚俊指出：“社会责任管理对我国公立医院的重要意义有：第一，履行公立医院的社会使命；第二，拓展生存空间；第三，构建和谐医患关系；第四，培育优秀的社会责任文化。”③

刘肖宏、田立启等发现：“公立医院实行社会责任战略有着非常重要的意义：其一，巩固品牌定位，提升医院形象；其二，增强职工荣誉感和凝聚力；其三，提高经营绩效，促进医院发展；其四，提供医院管理新思路，优化配置卫生资源。”④ 焦卫东、曹学红等认为：“医院承担社会责任的意义有：第一，医院承担社会责任有利于推进和谐社会建设；第二，医院承担社会责任有利于提高广大人民群众健康水平；第三，医院承担社会责任有利于医院可持续发展。社会责任是医院利益与社会利益的统一，医院承担社会责任是维护医院长远利益、实现医院可持续发展的一种互利行为。”⑤

---

① 张乐鸣：《公立医院的社会责任——关于看病难看病贵问题的思考》，载《三江论坛》，2005 年第 12 期。

② 刘正炼：《公立医院在缓解“看病难”问题上的社会责任》，载《中国医院》，2006 年第 11 期。

③ 赵斌、姚俊：《基于社会责任的公立医院可持续发展研究》，载《中国卫生经济》，2009 年第 4 期。

④ 刘肖宏、田立启、魏仁敏：《公立医院社会责任的研究构思》，载《齐鲁医学杂志》，2009 年第 1 期。

⑤ 焦卫东、曹学红、王莉芝：《浅谈医院社会责任》，载《医院管理论坛》，2009 年第 1 期。

谢蓉蓉、徐爱军等认为："医院社会责任的定量评估对患者、社会、政府和医院自身都有着深远的意义：为患者择医提供又一视角；有利于政府更好地监管医院，切实保证我国医疗卫生的公益性；有利于医院的可持续发展。"①

谭雯、阳秋林认为，公立医院推行社会责任会计的意义具体体现在三个方面：①提供公立医院管理的新思路。公立医院推行社会责任会计，定期向社会公开其对国家发展目标、公共卫生、人民群众健康及保护生态环境等方面为社会所作的贡献，为现代医院管理研究提供新的思路，有利于公立医院在讲求经济效益的同时，重视其社会效益。②提升医院形象，增强职工荣誉感和凝聚力。积极承担社会责任并定期公布有关信息，有助于提高医院在社会和公众中的形象，能促进病人忠诚度的提高和市场份额的增长，节约宣传费用。一个社会责任高的医院，也是一个充满活力和有发展前景的医院，能更好地吸引和留住人才，发挥职工的积极性和能动性。③提高经营效益，促进医院的可持续健康发展。明确公立医院的社会责任，将有利于促进医疗市场的良性循环，有利于公立医院有效地提供医疗卫生服务，加快技术进步，提高经营效率从而促进医院的发展。②

对于民营医院，履行社会责任更具有重要的意义，刘薇、孙晨洋认为："首先，民营医院履行社会责任，可以提升医院的声誉，产生可用的社会资本；其次，民营医院履行社会责任，可以使之赢得合法的社会认同，为医院的长期发展提供道德资本；最后，民营医院履行社会责任，可以更好地发展医院文化。"③

2. 医院如何强化社会责任

焦卫东、曹学红等指出，医院社会责任的实现手段有："第一，坚持以人为本，树立全面协调的可持续发展观；第二，培育优秀的医院文化；第三，加大投入、加强监管。"④

顾洁颖认为，在医院发展中发挥社会责任的方法有："更新理念，提高服务意识；不断创新，发挥技术优势；抓住机遇，化问题为动力；取之于社会，馈之于社会。"⑤

对公立医院社会责任的淡化现象，王洪新、徐爱军提出的解决措施有："深化医院卫生体制改革，如完善公立医院的管理机制、完善公立医院绩效评价机

---

① 谢蓉蓉、徐爱军等：《医院社会责任测量：研究思路和指标体系》，载《中国医院管理》，2010 年第 7 期。

② 谭雯、阳秋林：《论公立医院推行社会责任会计》，载《湖南科技学院学报》，2011 年第 10 期。

③ 刘薇、孙晨洋：《民营医院履行社会责任与品牌提升关系探讨》，载《赣南医学院学报》，2009 年第 5 期。

④ 焦卫东、曹学红、王莉芝：《浅谈医院社会责任》，载《医院管理论坛》，2009 年第 1 期。

⑤ 顾洁颖：《履行社会责任促进医院发展》，载《现代医药卫生》，2009 年第 5 期。

制；加大政府财政对医疗卫生事业的投入；加强卫生行政部门的监管力度。”①

肖正权、范水平指出，“北京北亚骨科医院以创新公益服务为载体，自觉履行社会责任，赢得了患者、同行、政府和员工的信任与支持，走出了一条独具特色的阳光品牌建设之路，其采取的主要做法有：其一，打造核心文化体系，确保公益性发展方向；其二，创建学术公益平台，促进基层骨科事业发展；其三，长期开展志愿服务，凸显民企党建魅力；其四，无偿承担应急救援任务，为政府分忧解难；其五，长期致力慈善事业，积极救助贫困患者；其六，追求卓越疗效，走中西医融合发展之路”②。

综上所述，无论是医院社会责任的定义及内容，还是医院社会责任理论研究的相关理论，或者医院强化社会责任的理论研究，我国都处于起步阶段。鉴于我国独有的体制和文化情景，医院社会责任理论问题急需更多学者去关注和研究，急需相应理论和规章制度加以指导和引领。

第二节　医院承担社会责任的理论基础

伴随着 ISO 26000 发布，社会责任已成为国际社会关注的焦点，并形成了一种崭新的管理理念。即社会组织必须对整个社会的政治、文化和经济发展负责，其中包括员工利益、消费者利益、商务伙伴、当地社区利益、环境利益、社会弱者利益及整个社会公共利益等。医院作为当前备受瞩目的公益性社会组织，面对这场发展迅速的国际企业社会责任运动，不得不让我们去思索医院承担社会责任背后的理论支撑点与驱动机制。本节主要是从可持续发展理论、利益相关者理论、道德伦理理论层次责任理论以及战略理论角度出发，分析医院承担社会责任的理论基础。

一、可持续发展理论

一个组织要想有好的发展，必须走可持续发展道路，而处理好与其利益相关

① 王洪新、徐爱军：《浅析我国公立医院社会责任淡化的原因及对策》，载《江苏卫生事业管理》，2010 年第 2 期。

② 参见肖正权、范水平：《创新公益服务，自觉履行社会责任，打造北亚品牌——兼论新时期民营医院勇担公益性的社会责任》，载《现代医院》，2011 年第 5 期。

者的关系对于企业的发展尤其是可持续发展有着极为重要的意义。社会责任是医院实现可持续发展的重要途径，医院承担合理的社会责任不但不会降低竞争力，而且能提高医院的竞争力和声誉。我们可以从以下三个方面来深化对医院可持续发展内涵的理解。

（一）医院可持续发展的目的是发展

医院可持续发展，不仅表现为医院经营资源单纯量的增加包括资产的增值、赢利的提高、员工的增多等，还表现为医院经营资源性质的合理变化、结构的有效重构等，表现为医院创新能力的增强、科研创新能力的提升、医院总价值的提高等。

（二）医院可持续发展的核心是以人为本

以人为本是指医院在实现可持续发展的过程中，必须牢固树立以人为本的核心理念，坚持从病人最实际的利益出发，切实为患者服务，时刻为患者着想，想患者之所想，急患者之所急，把患者满意不满意、高兴不高兴、答应不答应作为衡量医院工作好坏的唯一标准，牢固树立"以患者为中心"的理念，努力实现全体人民病有所医。

一方面，坚持"以患者为中心"的服务理念。首先，医院的整体环境布局设计力求科学合理、温馨舒适；其次，在医疗服务过程中，能够换位思考，充分关注和尊重患者的心理需求和情感需要，有效地和患者进行沟通，建立彼此之间的信任关系，针对不同的病情制订合理的治疗方案。另一方面，医院内部建设要坚持"以人为本"，做到关心人、尊重人、解放人、发展人。深入医务人员中，及时了解医务人员的思想动态和实际困难，加强思想政治工作，及时帮助医务人员解决生活困难；积极组织丰富多彩的集体活动，丰富职工业余生活，提升集体观念和主人翁意识；建立健全各项规章制度，并将其落实到医务人员中，建立约束机制，使其能够履行医务人员的行为准则和规范；建立合理的人才培养和评价机制，打破传统的资历观念，积极选派优秀人员外出学习；建立激励机制，通过经济、情感等激励手段，充分调动人员积极性，积极参与到医院建设中，建立和谐医院文化。

（三）医院可持续发展的前提是保持竞争优势

"新医改"条件下，医院处于激烈市场竞争中，只有维持其强劲的竞争优势，才能够持续地生存和发展。医院要想始终保持赢利的持续增长和综合实力的提高，保证自身的长期生存和发展，不仅要正确地确立长期的发展战略目标，更要注重医院发展与社会发展、资源利用、环境保护协调一致。即医院必须以追求社会效益、解决资源合理利用、积极承担社会责任为目的，努力改善人类生存条件，提高人类生存质量，追求医院的持续发展。

从短期来看，医院承担一定的社会责任，会带来经营成本的增加；但从长期来看，社会责任理念的增强，有助于医院增强自身的责任感和使命感，形成医院的无形资产，进而塑造医院独具特色的竞争优势，最终会给医院带来长期的、潜在的利益。美国哈佛商学院教授佩尼（Paine Lynn Sharp）认为："一套建立在合理的伦理准则基础上的组织价值体系也是一种资产，它可以带来多种收益。这些收益表现在三个方面：组织功效、市场关系和社会地位。"① 责任与竞争力相辅相成，相互影响，共生共存，没有社会责任感的医院不可能有竞争力。医院在强化自身社会责任的过程中，可以不断提高自己的竞争力。

同时，医院承担社会责任有利于推动医院文化建设。医院文化是指医院在发展过程中形成的理想信念、价值体系与行为规范的总和。医院文化是医院发展的精神动力。它的核心是对人的重视和尊重。对医院内部而言，它可以使企业员工在心理上产生一种凝聚力；对医院外部而言，它必须符合社会的道德观和价值观，与社会发展的方向同步和协调一致。

二、利益相关者理论

利益相关者理论是社会学和管理学的一个交叉领域，主要研究社会各相关群体与社会组织的关系。该理论于 20 世纪 60 年代后在西方国家逐步形成，20 世纪 80 年代以来其影响不断扩大，并对传统的社会治理模式和管理方式产生了巨大的冲击。

根据利益相关者理论代表人物之一弗里曼（R. E. Freeman）的解释，利益相关者是指"能影响组织行为、决策、政策、活动或目标的人或团体，或者是受组织行为、决策、政策、活动或目标影响的人或团体"。阿奇 · B. 卡罗尔（A. B. Carroll）和安 · K. 巴克霍尔茨（Ann K. Buchholtz，2003）认为："利益相关者是在一家企业中拥有一种或多种权益的个人或群体。如利益相关者可能被企业的行动、决策、政策或做法所影响，这些利益相关者同样能够影响该企业的行动、决策、政策和做法。企业与利益相关者之间是互动、交织影响的关系。"

国内学者陈宏辉（2004）认为："利益相关者是指那些在企业中进行了一定

① Paine Lynn Sharp. "Managing for organizational integrity", Harvard Business Review，1994。

的专用性投资，并承担了一定的风险的个体和群体，其活动能够影响该企业目标的实现，或者受到该企业实现其目标过程的影响。”黎友焕（2010）将企业利益相关者定义为：“与一个企业利益相关的个人或群体。可分为直接的利益相关者和间接的利益相关者，前者包括股东、员工、顾客，后者则包括一切商务伙伴、行业协会、社区、非政府组织、媒体、政府、竞争对手、外部董事和一般公众等。”

针对医院这一社会组织而言，利益相关者理论与医院履行社会责任是紧密相关的。这是因为：在现代社会，医院需要对各种利益相关者的投入负起责任来，不仅要为医院投资者提供资金回报，要为医院内部员工提供适宜的工作环境和福利待遇，还要对患者及其家属、医生、护士、其他员工、第三方付款者、外部管理者、贷款者、当地社区以及当地政府负责。在医院中，各利益相关者在不同的位置上都掌握着不同的资源，在这些资源中，往往是某一些资源的价值依赖于其他相关的资源、依赖于利益相关者之间的持久合作，任何一方的随意退出或实施机会主义行为都可能使对方的利益遭受损失。所以，医院不是生活在真空里，而是每时每刻都在与社会各个部分打着交道，医院的社会责任是全方位的。

此外，随着我国市场经济体系的不断完善、卫生体制改革的不断深化及和谐社会的构建，医疗服务的供需状况发生了很大变化，医院逐步演变为各利益相关者缔结各种契约的连接体，医院利益相关者群体对医院生存与发展的作用越来越大。医院在进行重大决策时，不仅要考虑自身的利益，还要考虑医院所有利益相关者的利益。这就需要建立起关于政府、医院管理者及其他利益相关者的职责、权利和义务的制度。

三、道德伦理理论

企业伦理（business ethics），有人将它称为“管理伦理”、“商业伦理”、“经营伦理”或“经济伦理”，是管理学和伦理学交叉研究的一个重要课题。《韦氏学院大辞典》（*Merriam-Websters Collegiate Dictionary*）把伦理定义为：“符合道德标准或为一种专业行动的行为准则。”①

菲尔波茨（Phillp V. Lewis）提出：“企业伦理是一种规则、标准、规范或原则，提供在某一特定情况下合乎道德要求的行为与真理的指引”②；史得迪文和

---

① Merriam-Websters Collegiate Dictionary. Merriam-Webster Inc., 2005.

② Lewis, Phillp V. Defining. “‘Business Ethics’ like Nailing Jello to a wall”, Journal of Business Ethics, 1985。

弗雷德里克（Sturtevant & Frederick）强调："企业伦理是个人在面临冲突的目标、价值观与组织角色时所做的决策"[1]；甘泽（J. Gandz）将企业伦理定义为："含有道德价值的管理决策"[2]；沃尔顿（C. Walton）认为："企业伦理是对判断人类行为举止是与非的伦理正义规范加以扩充，使其包含社会期望、公平竞争、广告审美、人际关系应用等因素"[3]。我国学者黎友焕则把企业伦理定义为："企业在其经营活动过程中处理相关利益者的、符合伦理道德标准的、具有可持续战略意义的行为规范。"[4] 也就是说，企业伦理是发生在企业的经营活动过程中，企业伦理调整的对象是企业利益相关者的利益；企业伦理的依据是伦理道德标准，企业伦理的目的是促使企业的可持续发展。企业伦理说到底是一种行为规范。

随着我国社会主义市场经济体制的建立和不断完善，随着医疗改革的逐渐深入和中国加入世界贸易组织，医学已由过去的纯福利型事业单位转而被推上了市场，市场经济规律在医院的发展和管理中发挥着越来越大的作用，面对即将到来的医疗市场竞争，医学伦理在医院管理中的作用日渐实现。医院管理的核心是提高医疗质量，更好地为人民的健康事业服务；而提高医疗质量，必须搞好医学伦理教育。

（一）医学伦理是医院管理的重要基础

医学伦理属于上层建筑，它既是由经济基础所决定的，又反过来为一定的经济基础服务。随着医疗市场多种所有制并存局面的出现，个体诊所、私立医院等所占比例逐年增多，各医院之间的市场竞争加剧。为了各自的生存发展，为了打牢自身的经济基础，各医院想方设法吸引患者。在医疗技术、设备、收费标准大体相同的情况下，良好的医德与医风有助于规范医疗行为、树立良好的医院形象，进而成为吸引患者的重要因素，这充分表明上层建筑反作用于经济基础的关系，即医学伦理在医院管理中的重要作用。

（二）医学伦理是提高医疗质量的根本保证

医疗质量是医院的生命线，只有高质量才能获得高信誉，所以提高医疗质量是医院永恒的研究课题。医疗质量是由诸多要素构成的，而最重要的是卫生技术

---

① Sturtevant and Frederick. "Business and society", A Management Aproach, 1997。
② Gandz, J. & Hayes, N. "Teaching business ethics", Journal of Business Ethics, 1998。
③ Walton, C. "The ethics of corporate conduct", Engle Wood Cliffs. N. J.: Prentice-Hall, 1997。
④ 黎友焕：《企业社会责任》，华南理工大学出版社 2010 年版。

人员素质，包括技术水平与医德修养。从某种意义上讲，良好的医学伦理比医术更为重要。如果医生的技术很高，而他不肯为患者集中精力施术，也无济于事；只有同情患者，精心施治，还应尽可能地减少患者的医疗费用，才能堪称患者获得了优质医疗服务。现代医学研究表明，人的疾病不仅单纯发生在细胞和器官上，而且常发生在人们的身体和心理上。因此，良好的医学伦理对医务人员来讲，不能简单地认为是服务态度问题，“而应清楚地认识到，它是医疗质量的重要组成部分，是医疗实践中到处可见的一种物质力量”①。

（三）医学伦理是促进医院发展的重要条件

医疗卫生事业的改革使新方案与旧体制、老政策产生了碰撞，引起了新的矛盾，要解决这些矛盾，保证医院改革的顺利发展，医学伦理的作用不可低估。如医院内部的人事制度改革、奖金分配政策改革等。由于这些改革强化了竞争机制，所以极易引起医院内部人与人之间及科室与科室之间的矛盾冲突。而加强医学伦理教育能化解矛盾、协调好各方力量，以自己优良的医德、优良的技术、优良的服务去争创一流，保证医院改革的顺利开展。

综上所述，医学伦理在规范经营活动的同时，也会促进医院社会责任观的形成和进一步的完善，为医院社会责任的发展奠定了坚实的文化基础。由于医学伦理是伴随着医院的实践活动而不断地丰富、完善、成熟的理论体系，这就为医院社会责任提供了理论上的支撑。同时，医院社会责任的发展也将对医学伦理理论产生影响，对企业伦理的观点进行不断地检验、修复和完善。

四、层次责任理论

层次责任理论的代表人物是阿尔·B. 卡罗尔（A. B. Carroll）。该理论认为企业社会责任是社会希望企业履行的义务。社会不仅要求企业完成经济上的使命，而且期望它能遵守法律、重视伦理、投入公益，因此，完整的企业社会责任是企业的经济责任、法律责任、伦理责任和自由决定的责任。企业经济责任反映了企业作为营利性经济组织的本质属性；企业法律责任要求企业对利润的追求只能在社会法律的约束下来进行。企业伦理责任是指未上升为法律要求但企业应予履行的义务，包含了广泛的企业行为规范和标准，体现了对利益相关者的关注；自由决定的责任是除了经济、法律、伦理责任之外，由企业自由判断和选择的为

① 参见陈晓阳：《医院管理工作中医学伦理教育的实践与探索》，载《中国高等医学教育》，2003 年第 2 期。

社会作出贡献的责任（主要是慈善事业等）。卡罗尔还把这四个方面的责任看成是一个“金字塔”，最底层是经济责任，向上依次是法律责任、伦理责任和自由决定的责任，并指出经济责任是企业生存和发展的根本。

国内层次责任理论最重要的代表人物是广东省社会科学院研究员黎友焕。黎友焕（2007）在阿奇·B. 卡罗尔（A. B. Carroll，2000）的四责任理论和美国经济发展委员会（The Committee for Economic Development，简称 CED，1971）的三个同心责任圈理论的基础上，把企业社会责任的概念界定为：在某特定社会发展时期，企业对其利益相关者应该承担的经济责任、法规责任、伦理责任、自愿性慈善责任以及其他相关的责任（见图 2－1）。与卡罗尔层次论的不同之处如下。

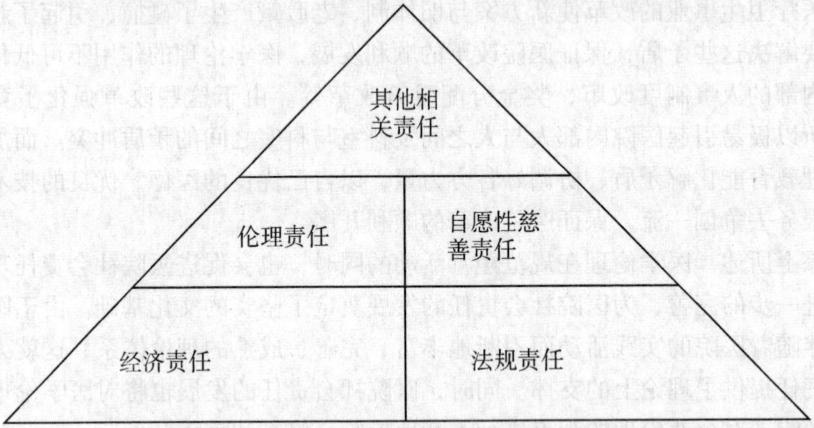

图 2－1　黎友焕企业社会责任三层次模型[①]

（一）法规责任与法律责任的区别

黎友焕特别提出：“定义中提出法规责任而不是法律责任，是因为法律与法规有明显的区别，法规包括了法律和政府的规章制度，而政府的规章制度也是企业在经营过程中必须遵守的，企业一旦违反规章制度也将受到制裁，更重要的是，我们还认为这一层次的法规责任还包括了国际公约、行业道德规范、行业道德标准以及企业的内部规章制度”。“法规责任”，简单地说，“法”是指法律，“规”包括规章、准则、规则等法律以外的约束制度，即“法律规章”的简称。

① 资料来源：黎友焕：《企业社会责任研究》，西北大学博士学位论文，2007 年。

（二）自愿性慈善责任的区别

不同于卡罗尔“自由决定的责任”，黎友焕的定义认为在经济、法规、伦理责任以外就是自愿性慈善责任，在定义中明确了其自愿性。

（三）动态性的区别

卡罗尔对企业社会责任的定义没有说明动态性。黎友焕提出，在不同的历史时期，企业的社会责任内涵有所不同。另外，为了使定义更加准确和完善，把未来可能出现的责任或新出现但还没有明确的责任定义为“其他相关责任”，突出企业社会责任含义的动态性和发展性。

（四）层次性的区别

卡罗尔把四方面责任描述为“金字塔”，从下向上依次为经济责任、法律责任、伦理责任和自由决定的责任。黎友焕把企业社会责任分为三个层次，把经济责任和法规责任放在第一层次，把伦理责任和自愿性慈善责任放在第二层次，把“其他相关责任”放在第三层次。并说明每一次层次的责任具有同等的重要性，每一层次的责任之间又相互区分开。

黎友焕的企业社会责任三层次理论分析模型显然更加科学合理，也更加完备。医院社会责任作为一个整体性的系统，从不同的基点去解读医院社会责任，更能理解和领悟其内在的逻辑，更能把握和掌控其实践的过程。本书即采用黎友焕的企业社会责任三层次理论分析医院社会责任的构成。

五、战略理论

“战略管理，是组织为实现战略目标，研究战略环境、制定战略决策、实施战略方案、评价战略绩效的整个动态管理过程。”① 战略管理所讨论的是如何形成、选择、实施组织战略，并通过对实施过程及结果的评价、控制，以确保自身目标的有效实现。竞争、资源、客户构成了战略管理的核心要素和逻辑起点，战略管理重点关注如何充分利用自身的有效资源在充满竞争的外部环境下满足客户需求，实现价值创新。

20 世纪 80 年代以来，竞争战略成为战略理论的主流，“战略理论之父”迈

---

① Arehie B. Carroll. “Stakeholder thinking in three models of management morality：a perspective with strategie implications” //the corporation and its stakeholders：classic and contemporary readings，University of Toronto Press，1998。

克尔·波特（Michael E. Porter）提出了产业竞争结构分析的规范方法，将产业组织理论中结构—行为—绩效的分析模式引入到企业战略管理的研究中。波特指出，决定企业赢利能力的首要和根本因素是产业吸引力，竞争战略是源于对决定产业吸引力的竞争规则的深刻理解，而竞争规则又体现于五大竞争力中，即潜在的进入者、替代品的威胁、消费者的议价能力、供应商的议价能力及现存竞争对手之间的竞争。这五种作用力决定了产业的赢利能力，因为它们影响价格、成本和企业所需的投资。根据产业理论和五力竞争模型，波特又提出了通用竞争战略，即成本领先战略、差异化战略和目标集中战略。

迈克尔·波特于2007年11月发表在《哈佛商业评论》的一篇文章《战略与社会：竞争优势与企业社会责任的关系》，指出了"企业应从切合自身战略的角度来思考社会责任，重点选择和自己业务有交叉的社会问题来解决，从而创造企业与社会的共享价值"①。他从组织战略的角度来研究组织的社会责任，强调改造价值链活动，开展战略性慈善事业，以改善竞争环境中突出的社会问题，并强化公司战略。也就是说，要将承担社会责任纳入组织战略体系中，通过承载社会责任来提升组织的竞争优势。图2－2为迈克尔·波特的五力竞争模型。

当前，医院也日益重视战略管理，我们进行医院社会责任研究，就要把医院的社会责任纳入医院的整体战略规划中，使承担社会责任与医院的战略经营目标相一致，通过实施社会责任战略，促使公立医院有组织、有计划、有目标地履行社会责任。

第三节　我国医院社会责任理论研究的不足与研究方向

通过整理医院社会责任文献资料和医院履行社会责任的影响因素，不难发现，国内医院社会责任理论的研究已经取得了一定的成果，发表的论文数量日益增多，形成的观点也日益独特和成熟，医院社会责任研究队伍越来越大。总体而言，国内学者都能把医院社会责任与我国医院的实际情况结合起来进行研究，内容广泛，能够涵盖理论与实践部分。但由于国内理论界对医院社会责任的研究还处于起步阶段，医疗卫生体制改革还不成熟，我国学者研究医院社会责任还存在

① 参见（美）迈克尔·波特，马克·克雷默：《战略与社会：竞争优势与企业社会责任的关系》，载《哈佛商业评论（中文版）》，2007年第11期。

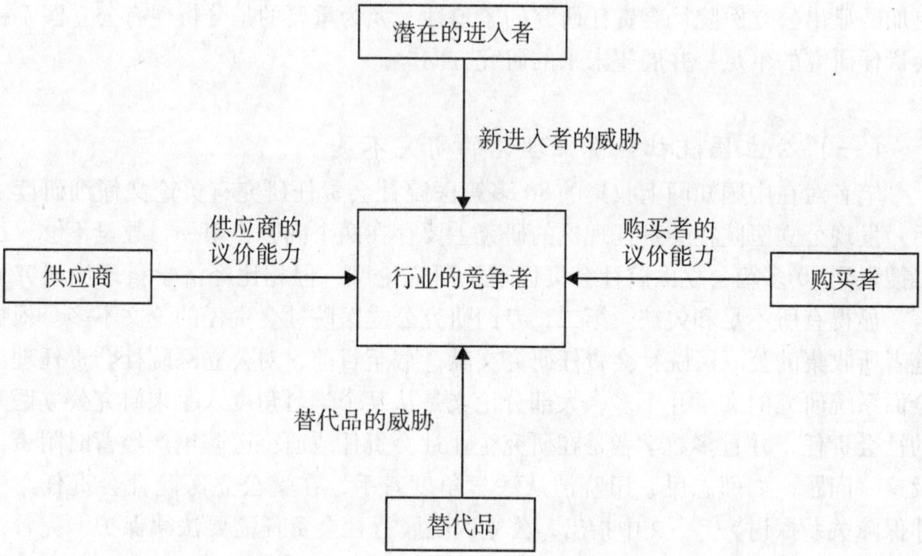

图 2－2　迈克尔·波特的五力竞争模型

较多问题，与国外相比还存在一定的差距。

单从医院的性质来看，我国的医院有公立医院与私立（即民营）医院之分。尽管公立医院社会责任研究文献相对较多，但也是零散的，不系统、不完整的，现有的文献也仅仅是基于其他学科角度来进行研究，存在一系列问题。针对私立医院社会责任的研究文献则少之又少，几乎是一片空白，可能由于我国当前的特殊国情，导致更多的是将私立医院看成营利性组织而忽略了对其社会责任的研究。

一、公立医院社会责任理论的研究不足与研究方向

公立医院的非营利性、社会公益性决定其有义务帮助政府实现对公共卫生领域的宏观调控，为社会提供优质低价的基本医疗服务，有责任解决当前群众“看病难、看病贵”，以及基本医疗的公平性、可及性等医疗领域突出的社会问题。通过研究，发现目前公立医院在承担社会责任方面存在的核心问题在于：“一是大多数公立医院对承担社会责任缺乏重视，没有看到承担社会责任的重要性和必要性；二是医院承担的社会责任没有被纳入医院的战略规划中；三是没有建立起系统的、科学的医院社会责任理论模型；四是没有建立起基于战略的医院

社会责任评价体系。"[①] 由于公立医院的这种性质，以及社会责任方面的缺失，更加凸显出公立医院社会责任研究的紧迫性，尤为重要的是分析现有公立医院社会责任研究的不足，并展望未来的研究方向。

（一）公立医院社会责任理论的研究不足

笔者对在中国知网上收集的80多篇医院社会责任研究有关论文仔细研读之后，发现公立医院社会责任理论的研究主要存在两个问题：第一，数量不够。虽然搜索到80多篇公立医院社会责任理论研究论文，但相比经济学科理论研究而言，显得有所不足和欠缺。第二，专门研究公立医院社会责任的论文不多。根据笔者所收集的公立医院社会责任研究文献，截至目前，对公立医院社会责任理论全面系统研究的文章并不多，大部分论文是从某个学科角度入手来研究公立医院的社会责任，并且多数学者是在研究企业社会责任或研究医院生产经营时附带涉及这一问题，如邵志民、田晓洁从法学角度着手，在《公立医院社会责任与法律保障关系探讨》[②] 一文中指出，公立医院履行社会责任需要法律保护，完善法律是依法保障公立医院充分履行社会责任的基础，深化医疗卫生体制改革是确保公立医院履行社会责任的有效途径之一；余江、王振维从风险管理角度入手，在《加强风险管理，提升医院承担社会责任的能力》[③] 一文中指出，医院欲加强风险管理，需承担社会责任；赵斌、姚俊则从可持续发展角度入手，在《基于社会责任的公立医院可持续发展研究》[④] 一文中指出医院需将社会责任纳入医院可持续发展战略；等等。

（二）公立医院社会责任理论的研究方向

当前，我国社会主义制度体系下，由于医疗行业的特殊性以及医院的逐利性，使得社会责任对医院有着特殊的意义。同时，公立医院本身所具有的非营利性、公益性和社会功能等特点，决定了它所应承担的社会责任将随着社会的发展和医疗卫生事业的改革而不断推进。反观现今公立医院社会责任理论研究成果，数量、质量都不足。因此，我国公立医院社会责任理论研究还有一段很长的路

---

① 刘肖宏、田立启、魏仁敏：《公立医院社会责任的研究构思》，载《齐鲁医学杂志》，2009年第1期。

② 参见邵志民、田晓洁：《公立医院与法律保障关系探讨》，载《中国医院管理》，2010年第12期。

③ 参见余江、王振维：《加强风险管理，提升医院承担社会责任的能力》，载《重庆医学》，2010年第11期。

④ 参见赵斌、姚俊：《基于社会责任的公立医院可持续发展研究》，载《中国卫生经济》，2009年第4期。

要走。

1. **从思想认识到研究公立医院社会责任评价体系**

长期以来，由于受到市场经济逐利的影响，政府医疗卫生投入不足，公立医院的维持和运营费用绝大部分来自于自身的医疗业务收入，医院变成了创收或者赢利单位，出现了以药养医、医生的诊断业务量与奖金挂钩等鼓励创收的不正常现象，使得公立医院对社会责任的认识不到位，扭曲了公立医院的公益性。随着我国政府的逐渐重视、学术界的深入研究，以及利用相关方的监督，公立医院已开始学习科学发展观，重新全面认识新时期的社会责任，自觉增强对国家、社会、患者和员工的责任感，进而培养公立医院社会责任文化。

但是，仅仅限于目前的社会责任思想认识是不够的。因为如果没有一个统一健全的公立医院社会责任评价、监督体系，将很难客观、公正、准确和科学地对公立医院履行社会责任的水平进行评判，因而亟须研究公立医院社会责任评价体系。ISO 26000 正是适应国际社会呼吁而产生的一个真正的国际社会责任标准，它不仅在全球范围内统一了社会责任的内涵、明确了社会责任的原则，确定了社会责任的核心内容，而且还把社会责任的履行主题推广到任何形式的组织，其中就包括医院。因此，参考最新国际社会责任标准 ISO 26000，在专家咨询、文献复习的基础上，探索、建立一套公立医院社会责任评价指标体系，并适时开展评价工作，以检验其承担社会责任的进度和效果，实现公立医院的科学化、规范化、标准化管理，提升医院的核心竞争力，促进医院与社会的和谐发展。

2. **从借助西方理论到中国情境研究**

根据笔者上文对医院社会责任理论的研究现状分析可知，目前我国医院社会责任理论研究内容更多的是借助企业社会责任理论和西方医院社会责任理论研究成果，原创性的理论比较少。但是，作为社会主义国家的我国与西方资本主义国家有明显的不同，不管是医疗卫生体制还是医疗卫生水平，我国医院都有自己的具体行情、行规，生搬硬套西方医院社会责任研究成果，结果并不一定适用于我国。因此，笔者认为，未来公立医院社会责任理论的研究应该更多地结合我国国情，结合我国公立医院具体情境，并在实践中考察与发展。例如，以公立医院的能力为限度，以符合医院的发展战略为原则，以不干扰和削弱医院的生存和发展为条件，研究构建一个具有可操作性、符合我国国情的公立医院社会责任理论模型，并提出承担公立医院社会责任的边界理论。

3. **从理论研究到实证研究**

如前所述，迄今国内已有很多专家学者从各自的学科角度入手研究公立医院社会责任理论，如公益性与医院社会责任、社会功能与医院社会责任、可持续发展与公立医院社会责任、风险管理与医院社会责任等，即通过文献分析并借助研究者的逻辑判断来确定公立医院社会责任所涵盖的内容。也就是说，目前的研究结果只是代表了研究者自己的理解。然而，履行社会责任的主体是公立医院，公立医院自身是如何认识社会责任，如何履行社会责任？公立医院相关者又如何考虑公立医院社会责任，如何评判公立医院社会责任？目前却并未研究，也未调查，使得现有研究成果大多集中于理论研究。所以，笔者认为，国内专家学者在公立医院社会责任理论研究的同时也应该从公立医院实践的层面给予考虑，加强实证研究分析。具体而言，可以选取有代表性的典型公立医院研究其社会责任的履行情况，分析医院实践角度的社会责任履行内容与理论角度的社会责任履行内容有无差别，或者结合医院财务研究医院履行社会责任与医院绩效的相关性。通过案例分析和实证研究，有利于理论与实际的结合，从而确定公立医院社会责任的基本内容，为公立医院如何更好地承担社会责任提出建议。

二、民营医院社会责任理论的研究不足与研究方向

伴随着 2001 年 9 月我国医疗市场的开放，民营医院即非营利性医院开始得到真正的大规模发展。经过近 20 年的发展，民营医院已经成为我国医疗卫生行业的重要补充力量，打破了公立医院长期垄断的局面。民营医院的发展，弥补了我国公立医院的不足，客观上为消除我国群众“看病难、看病贵”现象发挥了积极作用，推动着我国向“人人享有卫生保健”目标迈进。

截至目前，我国法律并未对民营医院的性质进行界定，但就其承担职责的特殊性来说，“民营医院首先是医院，然后是企业；首先是救死扶伤，然后是追求利润”。就医院性质而言，刘薇、刘善玖等认为：“民营医院与公立医院有着本质区别，首先体现在资金的来源上，民营医院的资金来源于投资方，是私有财产；公立医院的资金来源于政府，还能够享受政府给予的许多优惠政策，如可获得政府的财政补助等。其次，管理体制不同，民营医院实行企业化管理，上至院长、下至员工均为聘用合同制，从管理体制上确保人员配置合理化、潜能发挥最大化、经济效益与社会效益最佳化；而公立医院是事业单位，其人员采取编制的形式，追求的是社会效益最大化。最后，经营方式不同，民营医院可根据病人的需求和医疗市场的变化，及时调整服务项目和服务价格，让病人得到更好的服务和更多的实惠；而公立医院则受政府主管部门的调控，灵活性要差一些。”①

由此可见，公立医院是非营利性的社会福利性医疗机构，而民营医院是追求利润最大化的企业型的医疗机构，具有医院和企业的双重属性。由于民营医院与

---

① 刘薇、刘善玖、吴端亮：《浅论民营医院的社会责任》，载《赣南医学院学报》，2008 年第 5 期。

公立医院的性质不同，这就决定了二者所承担的社会责任也是不同的。公立医院的社会责任主要侧重于社会公益事业上，最大限度地满足群众医疗保健需求是其最基本的社会责任。民营医院所承担的社会责任既具有企业的社会责任属性也具有医院的社会责任属性，因此，民营医院社会责任更多的是考虑自身的生存和发展，兼顾社会公益事业。

（一）民营医院社会责任理论的研究不足

在现有的有关医院社会责任文献中，笔者在中国知网上仅仅检索到4篇民营医院社会责任研究的文献（见表2－3）。从表2－3中可知，无论是数量还是质量，民营医院社会责任研究才刚刚起步，几近空白。究其原因，一方面可能是因为民营医院在我国不受重视，另一方面可能是因为民营医院是营利性医院，带有更多企业色彩，从而直接归类为企业，套用企业社会责任理论。

表2－3　民营医院社会责任研究的参考文献

刊物名称	作者（时间）	论文题目
赣南医学院学报	刘薇、刘善玖、吴端亮（2008）	《浅论民营医院的社会责任》
赣南医学院学报	刘薇、孙晨洋（2009）	《民营医院履行社会责任与品牌提升关系探讨》
卫生经济研究	汪筱兰（2009）	《我国民营医院的社会责任探讨》
现代医院	肖正权、范水平（2011）	《创新公益服务，自觉履行社会责任，打造北亚品牌——兼论新时期民营医院勇担公益性的社会责任》

细细研读这4篇文献以后发现，民营医院社会责任理论研究不仅在数量上严重不足（仅4篇），而且在内容、质量上也严重不够。具体而言，民营医院社会责任理论的研究不足有三点：第一，数量不足。限于笔者能力，仅检索到4篇一般性期刊论文，未发现民营医院社会责任理论研究的专著、硕士、博士学位论文，报纸性文章较少涉及。第二，成果不多。现有的4篇民营医院社会责任理论研究文献，研究成果几乎都限于“民营医院履行社会责任的必要性、民营医院社会责任定义和内容、民营医院履行社会的途径和意义”等方面。如汪筱兰在《我国民营医院的社会责任探讨》一文中指出，我国民营医院承担社会责任的必要性有：①外部环境的机遇与挑战，如全面建设社会主义和谐社会的提出、相关法律法规的出台、医疗体制改革的推行；②民营医院发展的内在驱动，如使民营

医院的发展定位准确、为民营医院带来良好的口碑、为民营医院带来综合竞争优势。同时，基于利益相关者视角，汪筱兰认为民营医院社会责任主要包括以下内容："①民营医院对投资者（所有股东）的社会责任——合法赢利；②民营医院对医护人员的社会责任——人性化管理；③民营医院对患者的社会责任——患者至上；④民营医院对债权人的社会责任——安全经营；⑤民营医院对政府的社会责任——义务责任；⑥民营医院对环境的社会责任——打造'绿色医院'；⑦民营医院对社会的公益责任——慈善责任。"[①] 第三，内容深度不够。由于民营医院社会责任理论研究刚起步，很多研究只是一般性的叙述，而没有足够的理论基础和实证基础。如刘薇、刘善玖等在《浅论民营医院的社会责任》[②] 一文中指出，民营履行医院社会责任的意义有：①有利于明确民营医院的工作方向；②有利于提升民营医院的市场竞争力；③有利于民营医院的医院文化建设。像这种阐述没有根植于理论和现实的土壤，只是一般性的定性说明而已。

（二）民营医院社会责任理论的研究方向

如前所述，目前我国民营医院社会责任理论研究严重不足。在参考借鉴公立医院社会责任理论研究方向的同时，民营医院社会责任理论研究更需要重视自身的医院、企业双重属性。首先，参考西方先进国家民营医院社会责任理论，并结合我国国情进行研究；其次，参考 ISO 26000 社会责任国际标准，探讨中国国情之下的民营医院社会责任测量评价体系；再次，研究社会责任融入民营医院的各种渠道，设计好各影响因素的指标；最后，定期发布民营医院社会责任报告，以供社会和利益相关方参考。

---

① 汪筱兰：《我国民营医院的社会责任探讨》，载《卫生经济研究》，2009 年第 7 期。

② 参见刘薇、刘善玖等：《浅论民营医院的社会责任》，载《赣南医院学报》，2008 年第 5 期。

第三章　我国医院社会责任建设现状分析报告

近年来，随着改革的深入和社会责任理念的发展，我国绝大多数企事业单位都已经意识到了社会责任建设的重要性，并且非常重视社会责任建设。当前，我国的医药卫生事业发展成效显著。但是，人民群众对“看病难、看病贵”的反应还比较强烈，要求医疗机构承担社会责任的呼声也日益高涨。然而，我国医疗机构，尤其是公立医院的社会责任建设任重道远，在面对社会责任运动浪潮冲击的时候，我国医院该承担哪些社会责任以及怎样履行社会责任已经成为当前构建和谐的医患关系、促进医院可持续发展的重要课题。

随着社会责任理念和社会责任运动的深入发展，社会责任实践已经成为衡量组织能否取得成功的决定性因素之一。医药卫生事业关系亿万人民的健康，关系千家万户的幸福，是重大民生问题。对于医院这样一个公益性组织来说，积极承担社会责任和实施社会责任战略，是医院取得市场竞争优势、实现可持续发展的关键。这是因为担当了社会责任以后，社会对医院的认可度提高，医院医务人员积极性的提高必将转化为人民群众的健康效益，人民群众对医院的利益诉求与医院满足人民群众诉求的能力相契合，医院的可持续发展能力自然就得到了提升。因此，加快推进医院社会责任建设已经成为维护社会公平正义、提高人民生活质量的重要举措，成为全面建设小康社会和构建社会主义和谐社会的一项重大任务。

第一节　我国医院改革的发展阶段及成果展示

一、我国医院改革的发展阶段

长期以来，我国政府非常关注医疗卫生事业的发展，特别是医院体制变革，尤以公立医院体制改革的任务最为艰巨。自从 1979 年元旦起，时任卫生部部长的钱信忠在接受新华社采访时提出，自“运用经济手段管理卫生事业”的呼声出现以来，我们党和政府对医疗卫生体制，尤其是公立医院的改革力度逐步深化。根据不同阶段改革的内容和重点不同，我国的医院体制改革可以大致分为以下五个阶段：即改革起步阶段（1979—1991 年底）、“市场化”改革阶段（1992—1999 年底）、产权改革阶段（2000—2004 年底）、“医院分类管理”改革阶段（2005—2008 年底）以及“新医改”阶段（2009 年至今）。

（一）改革起步阶段（1979—1991 年底）

1984 年 10 月，中国共产党十二届三中全会通过《中共中央关于经济体制改革的决定》，标志着改革的重点从农村转移到城市，城市经济体制改革由此全面展开。在这样的大背景下，1985 年成为中国医改元年。

1985 年 1 月 20 日，全国卫生局局长会议开幕，共商贯彻党的十二届三中全会精神，部署全面开展城市卫生工作改革。

1985 年 1 月 24 日，卫生部决定停止使用“赤脚医生”这个名称，今后凡经过考试、考核已达到相当于医士水平的，称为乡村医生；达不到医士水平的，都改称卫生员。

1986 年 5 月 5 日至 16 日，中国卫生代表团参加第 39 届世界卫生大会。本届会议号召各会员国不失时机努力克服困难，为实现在 2000 年“人人享有卫生保健”的战略目标而加快前进的步伐。卫生部部长崔月犁在大会上发言的题目是“保证十亿人民身心健康，不断提高预防保健水平”。

1991 年 1 月 17 日，国务院批转了卫生部等部门《关于改革和加强农村医疗卫生工作的请示》，指出要“稳步推行合作医疗保健制度，为实现人人享有卫生保健提供社会保障”。

（二）“市场化”改革阶段（1992—1999年底）

1992年，中国终于确立了建立社会主义市场经济体制的改革目标。深圳率先进行了职工医院制度改革，对当地在职职工、离退休人员、外来临时工分别建立综合医疗保险、特殊医疗保险和住院医疗保险。在主体模式——综合医疗保险中，实行企业和职工双方缴费、统筹基金支付70%，个人支付30%；属住院的，由统筹基金支付90%，个人支付10%。这种模式奠定了医疗费用由双方负担的基础，为我国医疗制度改革开了先河。

1992年9月23日，国务院下发《关于深化卫生改革的几点意见》。其要点为：改革卫生管理体制，提高卫生服务整体效能；拓宽卫生筹资渠道，完善补偿机制；转换运行机制，推进劳动、人事及工资改革；加强经营开发，增加卫生经济实力；改革医疗保健制度，完善健康保障体系；扩大对外开放，开拓国际医药卫生市场。根据这个文件，卫生部按“建设靠国家，吃饭靠自己”的精神，要求医院在“以工助医、以副补主”等方面取得新成绩。此后，一系列能够创造效益的新事物，诸如点名手术、特殊护理、特殊病房等，很快被有心人发掘出来，并且像雨后春笋般地在医疗系统全面开花。

1995年1月，国务院在江苏镇江、江西九江开始职工医疗保险“社会统筹和个人账户相结合”的试点，以求实现“人人享有初级卫生保健”的目标。轰动一时的“两江模式”开辟了中国医保改革的先河。

1999年，“市场化”的医院改制在部分地区已经付诸实施。辽宁海城拍卖了18所乡镇卫生院和3所市直医院，浙江萧山出售了全部乡镇卫生院，山东的临沂以及四川的通江、射洪等地也开始拍卖卫生院。

（三）产权改革阶段（2000—2004年底）

2000年2月21日，国务院办公厅转发国务院体改办、卫生部等八部委局办起草的《关于城镇医药卫生体制改革的指导意见》（以下简称《意见》）。《意见》要求，建立新的医疗机构分类管理制度，将医疗机构分为非营利性和营利性两类进行管理。并“鼓励各类医疗机构合作、合并”，“共建医疗服务集团、营利性医疗机构医疗服务价格放开，依法自主经营，照章纳税”。这些措辞被解读成为完全“市场化”的医改开了绿灯。

2000年2月25日，财政部、国家计委、卫生部联合下发《关于卫生事业补助政策的意见》，首次提出允许卫生机构对“技术含量较高、资金回收能力较强的项目，试行银行贷款、财政贴息等办法”。

2000年3月5日，江苏省宿迁市沂涛镇卫生院以106万元被公开拍卖，宿迁市拉开了以“社会办卫生—卫生产业化—产业民营化—民营规范化”为改革思路的医疗改革序幕，形成了后来广受争议的“宿迁模式”。5年间，宿迁市原来的135家公立医院（卫生院），除保留两家外，其余133家均被拍卖。用当地政府的话说“医疗事业基本实现政府资本完全退出”。

2000年7月19日，上海瑞金医院集团正式挂牌成立。集团下辖卢湾中心医院、市政医院、闵行中心医院，2001年又吸收了台州中心医院。

2002年4月，国家计委、卫生部等九部委联合下发了《关于完善“三项改革”试点工作的指导意见》，选定青岛、西宁、柳州作为城镇职工基本医疗保险、医疗卫生和药品生产流通体制3项改革试点的城市，以此来推进医药分家的改革试点。

2003年7月10日，宿迁市人民医院以7 013万元向金陵药业股份有限公司转让70%股权。本来政府希望转让100%股权，但是因为卫生部的政策限制，只好转让了70%。外界评价这是上市公司收购公立医院的第一例。

2004年2月18日上午，与北京同仁医院隔路相望的“酒店式医院”——同仁东院正式开诊，这标志着同仁医院成为首家通过资本运作迈向产业化发展之路的国内公立医院。之前一年，北京同仁医院通过竞拍花费3.36亿元买下了金朗大酒店，经过装修改造，昔日的酒店变成了医院。具有118年历史的世纪名医院终于结束了自己仅有“26亩半”地盘的历史，进入品牌扩张时期。

2004年3月9日，中国华源集团和河南省新乡市政府签订协议，以有偿方式整体接收新乡市中心医院、新乡市第二医院、新乡市第三医院和新乡市妇幼保健院、新乡市中医院五家医院的净资产。

2004年，时任卫生部政策法规司司长吴明江在全国政协举办的一次医改研讨会上说，在医疗体制改革中，国家要大踏步后退，政府只举办部分公立医院。

（四）“医院分类管理”改革阶段（2005—2008年底）

2005年2月28日，上海国泰医院投资管理有限公司宣布，将其下属的上海曲阳医院整体委托给上海复旦医院管理有限公司管理。国资管理公司托管民营医院，这一新型医疗体制改革模式率先在沪诞生。而曲阳医院也随之成为上海首家实行“民办国营”经营管理模式的医院。

2005年4月18日，卫生部和国家中医药管理局联合召开医院管理年工作会议，确定将2005年作为“医院管理年”，提出要“以患者为中心，以提高医疗服务质量为主题”，在全国范围内规范和加强医院的管理工作。

2005年5月14日，卫生部发布《医师外出会诊管理暂行规定》。此规定严格管理医生“走穴”现象，自2005年7月1日起，医师未经所在医疗机构的批准，不得擅自外出会诊。

2005 年 5 月，青岛市卫生局宣布，实施卫生行政许可权、监督检查权、执法稽查权的分离，这种改革在全国属于首创。

2005 年 5 月 24 日，卫生部发言人称，卫生部、发改委、财政部等部委刚刚制定完成的《城市医疗服务改革指导意见》，对医疗费用提出了“四降一升”新政策——降低药品价格、降低医院加成比例、降低大型医疗设备检查费用、降低高质耗损材料价格，提高医生基本医疗服务价值，如提高处方费、挂号费等；同时，这位发言人还说，新一轮医改试点将展开。

2005 年 7 月 28 日，由国务院发展研究中心社会发展研究部副部长葛延风担任课题组负责人的最“新医改”研究报告称：“目前中国的医疗卫生体制改革基本上是不成功的”，报告对中国医疗卫生体制改革进行了总体性评价和反思，并提出了医疗改革的新框架。

2005 年 9 月，江苏省“合理用药监测系统”在东南大学附属中大医院门诊和病房里开始试运行。该系统在该院试点成功后，将在江苏省所有的医院推广。

2005 年 11 月 18 日，卫生部发布了《医院管理评价指南》，对医院管理提出了多项评价指标。卫生部医政司司长王羽说：“《医院管理评价指南》将指导医院坚持以患者为中心，为广大人民群众提供优质、高效、安全、便捷和经济的医疗服务。”

2005 年 11 月 28 日，卫生部网站发布卫生部部长高强在全国卫生厅局长专题培训班上的讲话。高强在讲话中透露，将继续深化城市医疗服务体制改革，改变医疗服务基本由公立机构垄断的局面。高强认为，医疗机构管理体制改变主要应解决问题：一是改变医疗服务基本由公立机构垄断的局面；二是实行真正意义的医院分类管理。

2006 年 6 月 30 日，国务院第 141 次常务会议决定成立由国家发改委和卫生部牵头，财政部等部门参加的深化医药卫生体制改革部际协调工作小组。主要任务研究提出深化医药卫生体制改革的总体思路和政策措施，标志着新一轮医改研究制定工作正式启动。

2008 年 10 月 14 日，国家发改委公布《关于深化医药卫生体制改革的意见（征求意见稿）》，新一轮医改大方向逐渐明朗。以“四梁八柱”为主体的《关于深化医药卫生体制改革的意见》开始在网络上征求意见。

（五）“新医改”阶段（2009 年至今）

2009 年 2 月，温家宝总理与网友交流时就曾表示，“医疗体制改革最艰难的也是最重要的，是公立医院的改革”；一年之后，他在和科教文卫体界代表的座谈会上再次表示，“公立医院改革是医药卫生体制改革的难点。通过改革既要让患者满意，又要调动广大医护人员的积极性。这一步不好迈，但我们有决心迈过去”。温家宝总理的表态说明了公立医院改革是一场攻坚战，但在困难中也不乏希望，一些有代表性的地区做出了较好的表率，为广大后来者提供了发展空间。

2009 年 4 月 6 日，方案正式公布。方案承诺强化政府在基本医疗卫生制度中的责任，不断增加投入，维护社会公平正义，逐步实现建立覆盖城乡居民的基本医疗卫生制度，人人享有基本医疗卫生服务的目标。按照改革目标，到 2020 年，覆盖城乡居民的基本医疗卫生制度基本建立，普遍建立比较完善的公共卫生服务体系和医疗服务体系，比较健全的医疗保障体系，比较规范的药品供应保障体系，比较科学的医疗卫生机构管理体制和运行机制，形成多元办医格局，人人享有基本医疗卫生服务。

2009 年 8 月，我国正式启动国家基本药物制度，307 种药物实行“零差率”销售，平均降价幅度达 30%。目前，国家基本药物制度已在全国 30% 政府举办的基层医疗卫生机构实施，北京、天津、宁夏在政府设置的基层医疗卫生机构全部实施。

2009 年 12 月 22 日，李克强副总理主持召开国务院医改领导小组的第五次会议，专门审议了公立医院改革试点的指导意见和试点城市名单。这标志着公立医院改革试点工作已经基本就绪。

2010 年 2 月 2 日，温家宝总理主持召开国务院常务会议，讨论并原则通过《关于公立医院改革试点的指导意见》，标志着公立医院改革试点破冰起航。决定按照先行试点、逐步推开的原则，16 个城市作为国家级试点，各省（市、区）分别选择 1～2 个城市作为试点。

2010 年 2 月 23 日，《公立医院改革试点指导意见》正式发布，意见明确指出，从 2010 年开始以公益性为核心推进公立医院改革试点，从 9 个方面切实缓解民众“看病贵、看病难”问题。根据指导意见，选出 16 个城市作为国家联系指导的公立医院改革试点地区。这 16 个试点城市分别是：辽宁省鞍山市、上海市、江苏省镇江市、福建省厦门市、山东省潍坊市、广东省深圳市、黑龙江省七台河市、安徽省芜湖市、安徽省马鞍山市、河南省洛阳市、湖北省鄂州市、湖南省株洲市、贵州省遵义市、云南省昆明市、陕西省宝鸡市、青海省西宁市。

2010 年 6 月 10 日，卫生部出台了提高农村儿童重大疾病医疗保障水平的政策。在试点地区，急性白血病和先天性心脏病两类疾病 6 个病种纳入报销范围。根据规定，新型农村合作医疗的补偿比例达到 70%，医疗救助基金还可对贫困患者再次补助。这是我国医疗保障和医疗救助制度日趋完善的一个缩影。

2011 年 2 月 28 日，国务院印发《医药卫生体制五项重点改革 2011 年度主要工作安排的通知》，要求坚持点面结合、远近兼顾、突出重点、边试边推，紧紧围绕缓解群众“看病难、看病贵”问题，在全国实施一批看得准、见效快的公立医院改革政策措施，争取在人民群众得实惠和医务人员受鼓舞方面取得突破性进展。同时，大力推动试点城市在“管办分开、政事分开、医药分开和非营利性分开”等重大体制机制综合改革方面积极探索，并加强指导，力争形成公立医院改革的基本路子。

2011 年 3 月 7 日，国务院发布的《2011 年公立医院改革试点工作安排的通知》，明确了开展重大体制机制综合改革试点、推进公立医院服务体系建设发展、在全国推行惠民便民措施、充分调动医务人员积极性、推进形成多元化办医格局五项改革重点任务。

从 2012 年 1 月 1 日起，北京市市属公务员、事业单位等约 22 万人取消公费医疗，并入职工医保。截至 2012 年 1 月底，全国内地 31 个省区市中至少有 24 个已取消公费医疗，全部参加医疗保险；其他省份正在逐步取消公费医疗。

2012 年 2 月 22 日，温家宝总理主持召开国务院常务会议，提出要积极推进公立医院改革，深化补偿机制改革，破除“以药养医”机制，推进医药分开、管办分开；建立现代医院管理制度，规范诊疗行为，调动医务人员积极性；2015 年要实现县级公立医院阶段性改革目标，全面推开城市公立医院改革等，部署了“十二五”期间深化医药卫生体制改革工作。

2012 年 3 月，国务院印发的《方案》提出：以破除“以药补医”机制为关键环节，推进医药分开，逐步取消药品加成政策，将公立医院补偿由服务收费、药品加成收入和财政补助三个渠道改为服务收费和财政补助两个渠道。公立医院改革试点以来，一批国家级和省级试点城市从药品购销、收支管理、支付制度以及加成政策等环节入手，探索了多种取消“以药补医”机制的具体做法，日渐形成丰富经验。据不完全统计，全国已经有 19 个省（区、市）600 多家县级医院启动了综合改革试点，浙江、陕西、甘肃、青海、宁夏等省（自治区）将在 2012 年实现县级公立医院综合改革的全覆盖，其核心是全面取消所有县级公立医院药品加成，减少的收入主要通过调整部分技术服务收费标准和增加政府投入等途径予以补偿。

总而言之，公立医院改革在医改中承担重要角色，关乎医改全局，影响医改成败，不仅关系到百姓对医改的感受，对其他四项基本任务也有着重要的制约和支撑作用。“新医改”对公立医院改革时间安排由“三年试点摸经验”，到“一年试点，一年推开”，继而又提出“加快推进”。2010 年，医改进入攻坚克难阶段，全国各地结合实际，纷纷推出一系列医改新举措，并收到了很好的效果。2011 年是实施“十二五”规划开局之年，也是深化医改攻坚克难的关键之年，《2011 年公立医院改革试点工作安排》的出台标志着公立医院改革已经进入点面结合、边试边推的新阶段。公立医院改革一再提速，说明中央对探索公立医院改革之路的期待，标志着党的“十七大”提出的努力使全体人民“病有所医”又迈出了重要一步。深化医药卫生体制改革是一项涉及面广、难度大的社会系统工程，需要全社会共同努力。我们相信，按照党中央国务院的部署，把医改向纵深推进，必将使亿万人民群众的健康福祉得到更加有效的保障。

二、我国医院社会责任建设的发展成果

随着我国医药卫生体制改革的进一步深化，医院应承担更多社会责任的呼声也越来越高。近年来，我国医院的社会责任建设取得了长足的进步与发展，医院对社会责任的履行促进了民生事业的发展，有力地保证了最广大人民群众的医疗卫生健康水平；同时，在取得成就的同时，医院体制内部还存在着一些值得我们深思的问题。深刻而清醒地认识当前我国医院社会责任的现状及问题，有助于我们又快又好地开展下一步的工作。

当前，我国医院社会责任建设取得的成果主要体现在五个方面，即医疗卫生资源大幅增加、医疗服务体系基本建立、医疗法律法规体系逐渐完善、公民医疗卫生水平显著上升、医院社会责任意识持续增强。

（一）医疗卫生资源大幅增加

主要体现在医疗卫生机构数、床位数、卫生人员数、卫生总费用均呈现较大幅度地增长。卫生部发布的《2011 年我国卫生事业发展统计公报》显示如下。

1. 医疗卫生机构总数

2011 年末，全国医疗卫生机构总数达 954 389 个，比上年增加了 17 462 个。其中：医院 21 979 个，基层医疗卫生机构 918 003个，专业公共卫生机构 11 926 个。与 2010 年比较，医院增加了 1 061 个，基层医疗卫生机构增加了 16 294 个，专业公共卫生机构增加了 91 个（见图 3－1）。

医院中，公立医院 13 542 个，民营医院 8 437 个。2011 年，我国公立医院与民营医院占比见图 3－2。医院按等级分：三级医院 1 399 个（其中：三级甲等医院 881 个），二级医院 6 468 个，一级医院 5 636 个，未定级医院 8 476 个（见图 3－3）。医院按床位数分：100 张床位以下医院 13 136 个，100 ～ 199 张床位医院 3 426 个，200 ～ 499 张床位医院 3 402 个，500 ～ 799 张床位医院 1 158 个，800 张床位及以上医院 857 个（见图 3－4）。

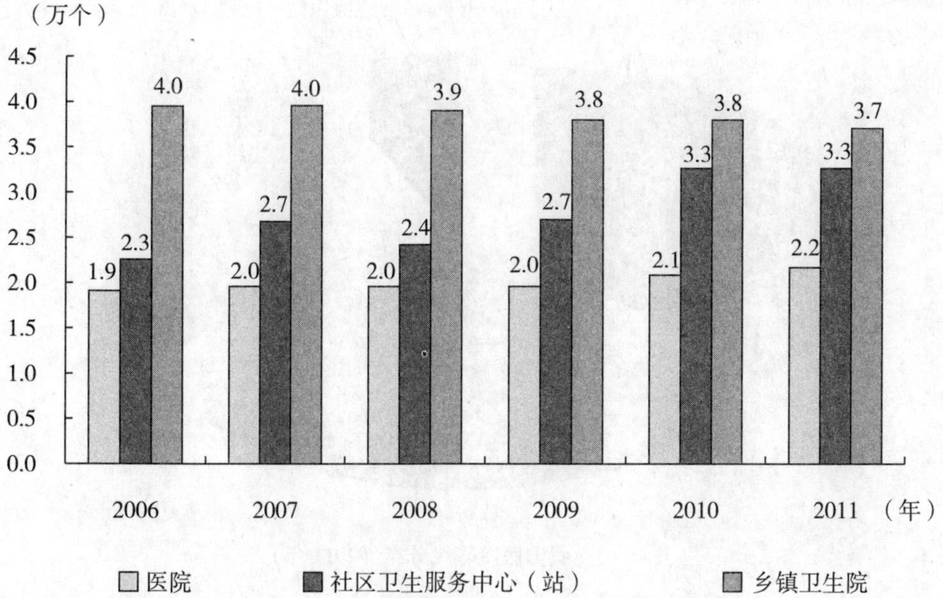

图 3－1　全国医疗卫生机构变化数量（2006—2011 年）①

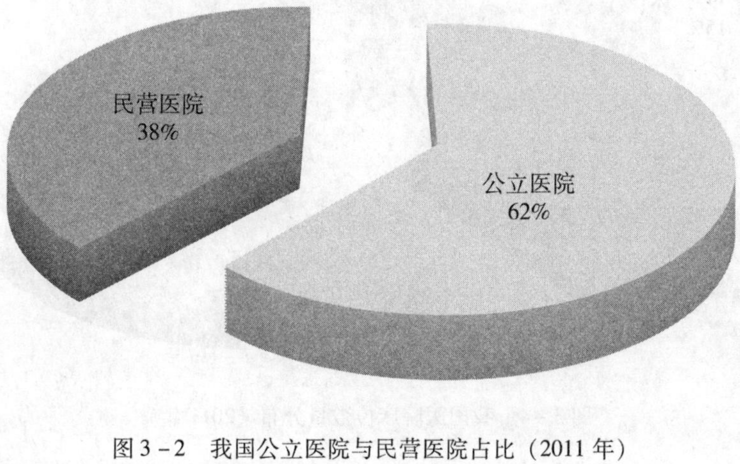

图 3－2　我国公立医院与民营医院占比（2011 年）

基层医疗卫生机构中，社区卫生服务中心（站）32 860 个，乡镇卫生院 37 295 个，诊所和医务室 175 069 个，村卫生室 662 894 个。政府办基层医疗卫

① 资料来源：《2011 年我国卫生事业发展统计公报》。

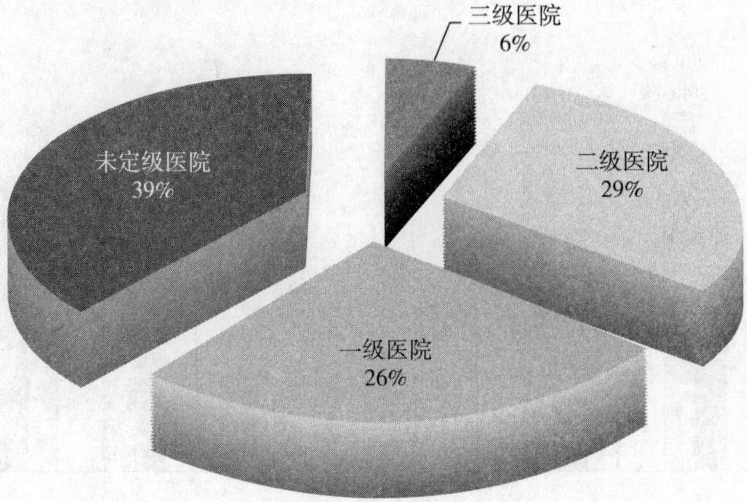

图 3－3　我国医院等级分布（2011 年）

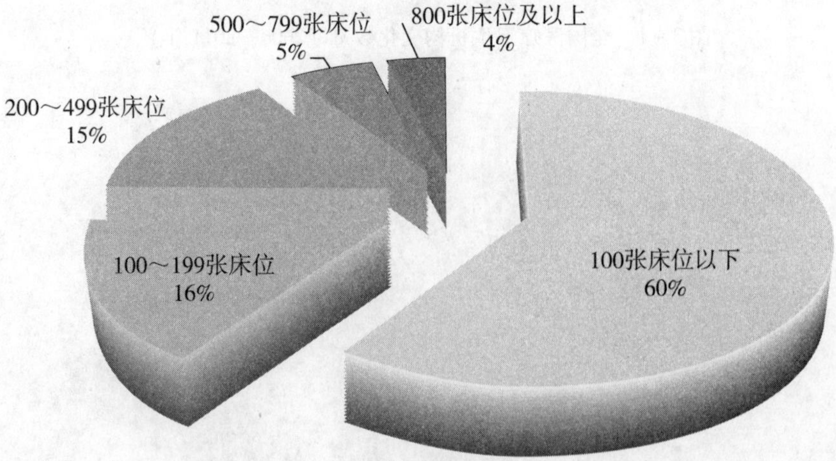

图 3－4　我国医院床位数量分布（2011 年）

生机构 56 671 个，比上年增加 1 064 个。专业公共卫生机构中，疾病预防控制中心 3 484个，其中省级 31 个、市（地）级 399 个、县（区、县级市）级 2 796 个。已设立卫生监督机构 3 022个，其中省级 31 个、市（地）级 384 个、县（区、县级市）级 2 538 个。

2. **床位数**

2011 年末，全国医疗卫生机构床位 516.0 万张，其中医院 370.5 万张（占 71.8%）、基层医疗卫生机构 123.4 万张（占 23.9%）。与 2010 年比较，床位增加了 37.3 万张，其中医院床位增加了 31.8 万张、基层医疗卫生机构床位增加了 4.1 万张。每千人口医疗卫生机构床位数由 2010 年 3.56 张增加到 2011 年 3.81 张（见图 3-5）。

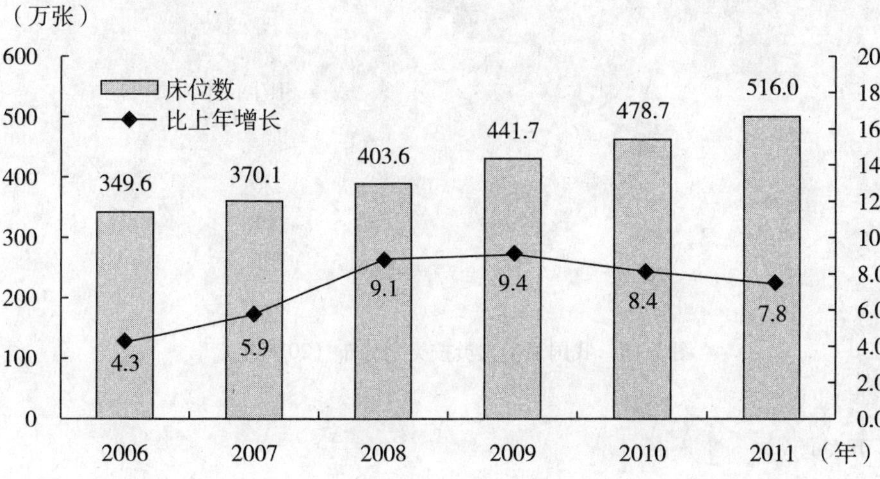

图 3-5　我国医疗卫生机构床位数及增长速度（2006—2011 年）①

3. **卫生人员总数**

2011 年末，全国卫生人员总数达 861.6 万人，比上年增加了 40.8 万人（增长 5.0%）。卫生人员总数中，卫生技术人员 620.3 万人，乡村医生和卫生员 112.6 万人，其他技术人员 30.6 万人，管理人员 37.5 万人，工勤技能人员 60.6 万人。卫生技术人员中，执业（助理）医师 246.6 万人，注册护士 224.4 万人。与 2010 年比较，卫生技术人员增加 32.7 万人（增长 5.6%）。2011 年，我国卫生人员按类别分布见图 3-6。

卫生人员机构分布：医院 452.7 万人（占 52.5%），基层医疗卫生机构 337.5 万人（占 39.2%），专业公共卫生机构 64.1 万人（占 7.4%）。与上年比较，三类机构卫生人员均有所增加（见图 3-7）。2011 年，每千人口执业（助理）医师 1.82 人，每千人口注册护士 1.66 人；每万人口专业公共卫生机构人员

① 资料来源：《2011 年我国卫生事业发展统计公报》。

4.73 人。

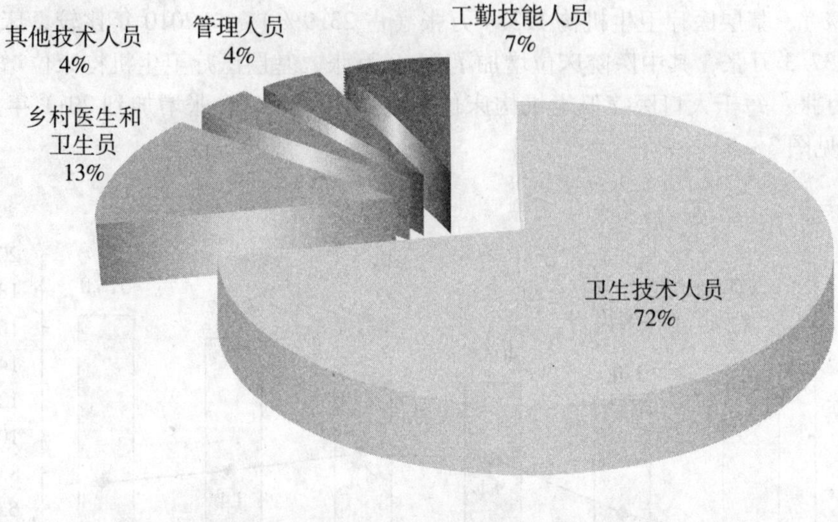

图 3－6　我国卫生人员按类别分布（2011 年）

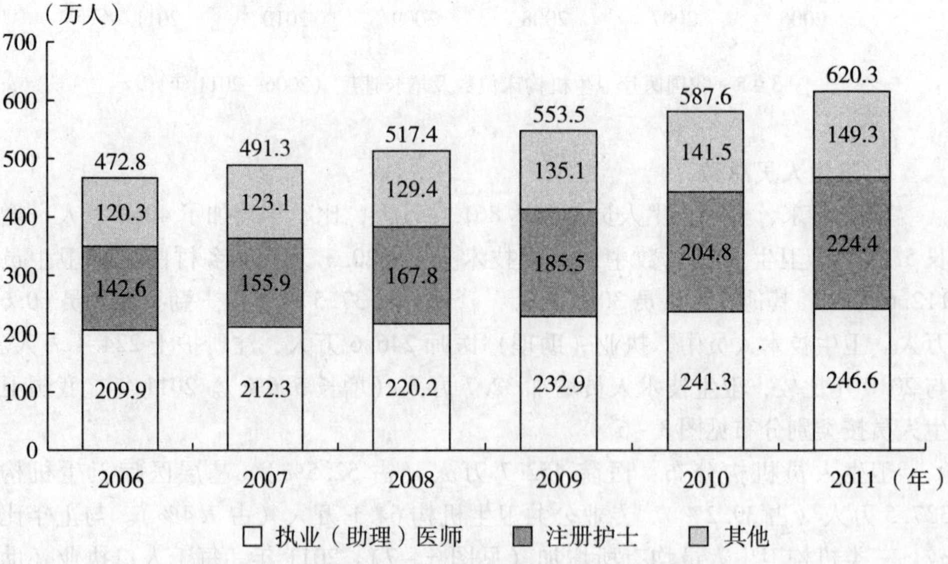

图 3－7　我国卫生技术人员变化情况（2006—2011 年）①

① 资料来源：《2011 年我国卫生事业发展统计公报》。

4. **卫生总费用**

2010 年，全国卫生总费用达 19 980.4 亿元，其中：政府卫生支出 5 732.5 亿元、社会卫生支出 7 196.6 亿元、个人卫生支出 7 051.3 亿元。卫生总费用城乡构成：城市 15 508.6 亿元，占 77.6%；农村 4 471.8 亿元，占 22.4%。人均卫生费用 1 490.1 元，其中城市 2 315.5 元、农村 666.3 元。卫生总费用占 GDP 百分比为 4.98%。（见图 3－8）

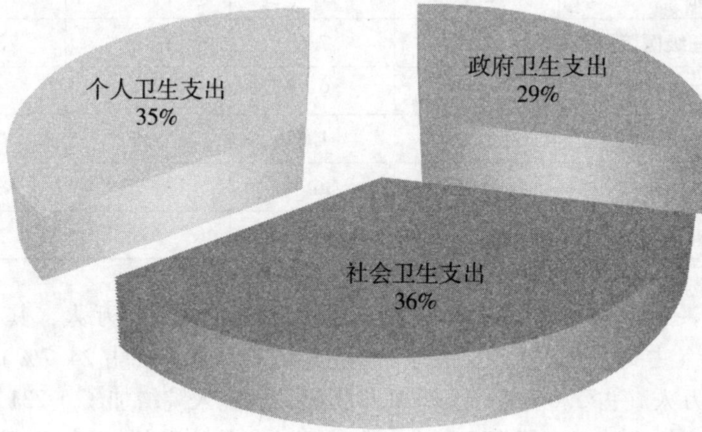

图 3－8　我国卫生费用支出占比情况（2010 年）

（二）医疗服务体系基本建立

新中国成立后，我国政府采取预防为主和满足广大人民群众的基本医疗卫生方针政策。经过坚持不懈的努力，在当时的历史条件下，我国政府实行的医疗卫生政策，使得公共卫生得到了长足的发展，全国人民不同程度地享受到了基本的医疗卫生服务。特别是改革开放以来，伴随着经济社会的快速发展，我国以医院为代表的医疗机构的服务水平不断改善，医疗服务体系基本建立起来。

1. **门诊和住院工作量**

2011 年，全国医疗卫生机构总诊疗人次达 62.7 亿人次，比上年增加了 4.3 亿人次（增长了 7.4%）。在 2011 年总诊疗人次中，医院 22.6 亿人次（占 36.0%），基层医疗卫生机构 38.1 亿人次（占 60.8%），其他医疗机构 2.0 亿人次（占 3.2%）。其中，公立医院诊疗人次 20.5 亿人次（占医院总数的 90.7%），民营医院 2.1 亿人次（占医院总数的 9.3%）。（见表 3－1）

表 3－1　我国医疗卫生机构的医疗服务工作量（2010—2011 年）[①]

医疗卫生机构	诊疗人次数（亿人次）		入院人数（万人）	
	2011 年	2010 年	2011 年	2010 年
医疗卫生机构合计	62.7	58.4	15 298	14 174
医院	22.6	20.4	10 755	9 524
公立医院	20.5	18.7	9 708	8 724
民营医院	2.1	1.7	1 047	800
医院中：三级医院	9.0	7.6	3 717	3 097
二级医院	9.9	9.3	5 567	5 116
一级医院	1.5	1.5	536	464
基层医疗卫生机构	38.1	36.1	3 775	3 950
其他医疗机构	2.0	1.9	768	700

从表 3－1 中可以看出：2011 年入院人数达 14 174 万人，其中，医院 10 755 万人（占 70.3%），基层医疗卫生机构 3 775 万人（占 24.7%），其他医疗机构 768 万人（占 5.0%）。与 2010 年相比，医院入院增加了 1 231 万人，基层医疗卫生机构入院减少了 175 万人，其他医疗机构入院增加了 68 万人（见表 3－1）。其中，公立医院入院人数 9 708 万人（占医院总数的 90.3%），民营医院 1 047 万人（占医院总数的 9.7%）。

2. 医院医师工作负荷

2011 年，医院医师日均担负诊疗 6.9 人次和住院 2.4 床/日，其中公立医院医师日均担负诊疗 7.1 人次和住院 2.5 床/日。与 2010 年相比，医院医师日均担负工作量增加。（见表 3－2）

表 3－2　我国医院医师担负工作量变化（2010—2011 年）

医疗卫生机构	医师日均担负诊疗人次		医师日均担负住院床/日	
	2011 年	2010 年	2011 年	2010 年
医院	6.9	6.4	2.4	2.2
公立医院	7.1	6.6	2.5	2.3

① 资料来源：《2010 年我国卫生事业发展统计公报》、《2011 年我国卫生事业发展统计公报》。

续表 3－2

医疗卫生机构	医师日均担负诊疗人次		医师日均担负住院床/日	
	2011 年	2010 年	2011 年	2010 年
民营医院	5.5	5.1	1.8	1.6
医院中：三级医院	7.9	7.5	2.7	2.6
二级医院	6.5	6.1	2.4	2.2
一级医院	6.4	6.3	1.6	1.5

3. **病床使用**

2011 年，全国医院病床使用率为 88.5%，其中公立医院为 92.0%。与 2010 年相比，医院病床使用率提高了 1.8%（其中公立医院提高了 2.0%）。医院出院者平均住院日为 10.3 日，其中公立医院为 10.5 日。与 2010 年相比，医院平均住院日缩短了 0.2 日。（见表 3－3）

表 3－3　我国医院病床使用情况（2010—2011 年）

医疗卫生机构	病床使用率		出院者平均住院日（日）	
	2011 年	2010 年	2011 年	2010 年
医院	88.5%	86.7%	10.3	10.5
公立医院	92.0%	90.0%	10.5	10.7
民营医院	62.3%	59.0%	8.5	8.4
医院中：三级医院	104.2%	102.9%	12.0	12.5
二级医院	88.7%	87.3%	9.3	9.4
一级医院	58.9%	56.6%	9.1	9.1

4. **农村医疗服务**

2011 年，全国县级（含县级市）医院诊疗人次达 7.6 亿人次，比上年增加了 0.7 亿人次；入院人数 4 995.3 万人，比上年增加了 598.9 万人；病床使用率 85.0%，比上年提高了 2.1%。其中，乡镇卫生院诊疗人次为 8.66 亿人次，比上年减少 800 万人次；入院人数 3 449 万人，比上年减少了 181 万人。医师日均担负诊疗 8.5 人次和住院 1.4 床/日。病床使用率为 58.1%，出院者平均住院日为 5.6 日。与 2010 年相比，乡镇卫生院医师工作负荷有所增加，病床使用率下降了 0.9%，平均住院日延长了 0.4 日。

5. 社区医疗服务

2011 年，全国社区卫生服务中心提供诊疗人次 4.1 亿人次，入院人数 247.3 万人。与 2010 年相比，诊疗人次及入院人数增加。2011 年，平均每个中心年诊疗量 5.2 万人次，年入院量 315 人；医师日均担负诊疗 14.0 人次和住院 0.7 日。2011 年，全国社区卫生服务站共提供诊疗人次 1.4 亿人次，平均每站年诊疗量 5 600 人次，医师日均担负诊疗 13.8 人次。(见表 3－4)

表 3－4　我国社区医疗服务情况（2010—2011 年）

医疗服务情况	2010 年	2011 年
诊疗人次（亿人次）	3.5	4.1
入院人数（万人）	218.1	247.3
医师日均担负诊疗人次	14.6	14.0
医师日均担负住院床日	0.7	0.7
病床使用率	56.1%	54.4%
出院者平均住院日（日）	10.4	10.2

（三）医疗法律法规体系逐渐完善

从 20 世纪 90 年代起，全国人大及其常委会颁布实施了《传染病防治法》、《食品安全法》、《母婴保健法》等 11 部有关卫生方面的法律，国务院颁布实施了《医疗机构管理条例》、《突发公共卫生事件应急条例》等 37 部行政法规，卫生部制定印发了《处方管理办法》等 200 余件部门规章，现行有效卫生标准 1 300 多项。初步建成了以公共卫生、医疗服务、健康相关产品管理和医疗保障等法律制度组成的卫生法律体系，为保障公民身体健康和生命安全、规范市场经济行为、促进经济社会发展发挥了重要作用。

1994 年，国务院颁布了《医疗机构管理条例》。此条例是为了加强对医疗机构的管理，促进医疗卫生事业的发展，保障公民健康。其规定医疗机构以救死扶伤、防病治病、为公民的健康服务为宗旨，从医疗机构规划布局和设置审批、登记、执业、监督管理和罚则五个方面对医疗机构进行规范。卫生部颁布的《医疗机构管理条例实施细则》进一步规范了医疗机构的执业行为。

1998 年，国家发布了《中华人民共和国执业医师法》。该法的颁布是我国对医疗卫生技术人员由行政管理向依法管理转变的重要标志。这部法律的发布实施对加强医师队伍建设、提高医师职业道德和业务素质、保障医师合法权益、保护人民健康等方面都发挥了重要作用。其从考试和注册、执业规则、考核和培训、法律责任以及附则五个方面对医师执业进行规范和约束。

2001 年，国家发布了《中华人民共和国药品管理法》。该法为加强药品监督管理、保证药品质量、保障人体用药安全、维护人民身体健康和用药的合法权益提供了法律依据。该法从药品生产企业管理、药品经营企业管理、医疗机构药剂管理、药品管理、药品包装管理、药品价格和广告的管理、药品监督、法律责任以及附则九个方面，对从事药品的研制、生产、经营、使用和监督管理的单位或者个人进行规范与监督。

2002 年，国务院颁布了《医疗事故处理条例》。此条例的出台是为了正确处理医疗事故，保护患者和医疗机构及其医务人员的合法权益，维护医疗秩序，保障医疗安全，促进医学科学的发展。该条例从医疗事故的预防与处置、医疗事故的技术鉴定、医疗事故的行政处理与监督、医疗事故的赔偿、罚则以及附则六个方面进行规定。同年，为了加强医疗机构病历管理，保证病历资料客观、真实、完整，根据《医疗机构管理条例》和《医疗事故处理条例》等法规，卫生部和国家中医药管理局出台了《医疗机构病历管理规定》，对我国医疗机构门（急）诊病历和住院病历的保管、查阅、复印或复制、封存等进行详细规定。

2003 年，国务院颁布了《突发公共卫生事件应急条例》。该条例从法律层面强制公立医院面对紧急突发公共卫生事件时，应及时履行应尽的社会责任，有效预防、及时控制和消除突发公共卫生事件的危害，保障公众身体健康与生命安全，维护正常的社会秩序。从禽流感与甲型 H1N1 流感病毒的防控、抗击冰冻雨雪灾害和抗震救灾等重大突发公共卫生事件的应急、处理来看，《突发公共卫生事件应急条例》已经发挥了法律效力，公立医院应对突发公共卫生事件的能力日益增强。

2006 年，国务院颁布了《艾滋病防治条例》。该条例是为了预防、控制艾滋病的发生与流行，保障人体健康和公共卫生而制定的。自该条例颁布实施以来，地方各级人民政府和政府有关部门积极组织开展艾滋病防治以及关怀和不歧视艾滋病病毒感染者、艾滋病患者及其家属的宣传教育，提倡健康文明的生活方式，营造良好的艾滋病防治的社会环境。同时制定扶持措施，对有关组织和个人开展艾滋病防治活动提供必要的资金支持和便利条件，对开展艾滋病防治工作起到了重大作用。

2009 年，国务院颁布了《中华人民共和国食品安全法实施条例》。该条例是为了强化县级以上地方人民政府应当履行食品安全法规定的职责；加强食品安全监督管理能力建设，为食品安全监督管理工作提供保障；建立健全食品安全监督管理部门的协调配合机制，整合、完善食品安全信息网络，实现食品安全信息共享和食品检验等技术资源的共享而制定。自从该条例颁布实施以来，有力地督促了食品生产经营者对其生产经营的食品的安全负责，对社会和公众负责，承担社会责任。

一系列卫生法律法规的出台以及地方政府、卫生行政部门相关规章制度的建立，完善和健全了我国医疗行业法律体系，明确并监督公立医院在履行救死扶伤、提高医疗质量等方面对社会所应当承担的责任。这进一步规范了医院的运行准则和广大医务人员的诊疗行为，保障了人民群众在接受医疗救治时的合法权益。

（四）公民医疗卫生水平显著上升

新中国成立初期，全国只有医疗卫生机构 3 670 个，医疗床位 8. 46 万张，卫生技术人员 50. 5 万人。当时的医疗机构和医务人员基本上集中在城镇，医疗设备极其简陋，医疗技术水平低下，广大群众特别是农民缺医少药，得不到基本的医疗卫生保障。经过 60 年的建设和发展，我国医疗卫生事业取得了长足发展。截至 2011 年底，我国拥有医疗卫生机构总数达 954 389 个，其中医院 21 979 个；全国医疗卫生机构床位 516. 0 万张，其中医院 370. 5 万张（占 71. 8%）；全国卫生人员数达 861. 6 万人，覆盖城乡居民的卫生服务体系已经基本建立。

与此同时，卫生系统的服务和保障能力以及技术水平得到极大地提升，人民群众得到发展带来的实惠。截至 2011 年底，我国医疗机构（不含村卫生室）诊疗人次达 62. 7 亿人次，住院治疗人数达 14 174 万人；孕产妇产前检查率为 93.7%，产后访视率为 91. 0%，住院分娩率为 98. 7%（市 99. 6%，县 98. 1%），3 岁以下儿童系统管理率达 84. 6%，孕产妇系统管理率达 85. 2%；医院门诊药费占 50. 6%，比上年下降了 0. 7%；医院住院药费占 41. 8%，比上年下降了 1. 3%。

目前，我国已建成一批代表国家临床医学最高水平、在国际上享有较高声誉的大型现代化综合医院和专科医院。基本形成了社区卫生服务机构与各级综合医院、各类专科医院相衔接的城市医疗服务体系以及以县医院为龙头、村卫生室为网底、乡镇卫生院为节点的农村三级医疗服务网络。城乡医疗服务体系日益健全完善，为城乡居民提供了综合、连续、安全、有效、方便、价廉的医疗卫生保健服务，在突发公共卫生事件、重大自然灾害中，发挥着维护人民群众生命安全、维护社会稳定的重要作用。

（五）医院社会责任意识持续增强

当前，我国医院处在社会剧烈变革和改革攻坚时期，对社会责任问题有清醒的认知和正确的把握，不仅仅是一个理论问题或伦理问题，而是医院这样一个特殊的社会组织的价值取向问题。奚松认为："在医院投入其全部财力、智力和精力来促进医院自身发展的同时，要牢牢记住的是医院的社会责任，惟如此，才是医院真正意义上的发展。"① 然而，长期以来，医院所关注的大多集中于医院的经济效益，即经济责任方面，把医院目标定位在"医院价值最大化"上，医院的所有活动都要服从这一目标。但是，在现实中，由于缺乏相应的前提条件，即完善的市场和制度环境，"从而导致医院所有者与其他利益相关者之间发生利益冲突，损害了其他利益相关者的利益"②。所以，在社会责任观视角下，医院管理者作为医院各种利益关系的协调者，其管理理念与管理实践必须作相应的创新，把医院社会责任作为医院管理的重要内容，医院的战略目标、治理模式、财务政策、绩效评价等方面也应该发生相应的变化。医院社会责任是指医院通过医院制度和医院行为所体现的对员工、商务伙伴、客户（消费者）、社区、国家履行的各种积极义务和责任，是医院对市场和相关利益群体的一种良性反应，也是医院经营目标的综合性体现。当前，最能代表医院社会责任理念的行为之一就是医院发布的社会责任报告。

"医院社会责任报告作为嫁接医院与社会关系的桥梁，在促进医院与社会的和谐发展中，发挥着积极作用。"③ 医院发布的社会责任报告要关注包括员工、病人、供应商以及政府等许多利益相关者的要求，要建立一个统一的标准和相应的框架，内容上要包括医院价值观、医院治理、医院战略、医院运营绩效及医院文化等方面，列示诸如依法执业、组织机构和管理、人力资源管理、应急管理、财务与价格、后勤保障、医疗设备以及院务公开等具体信息，展示对医院社会责任的落实情况。编制时可参照并借鉴企业的社会责任报告，结合医疗行业自身特点编写医院社会责任报告。

近年来，医疗卫生行业的企事业单位发布的社会责任报告数量呈现上升趋势。根据企业可持续发展报告资源中心的统计数据显示，截至 2012 年 3 月底，全国共有 116 家医疗卫生行业的企事业单位发布过社会责任报告，占所发布的全部社会责任报告（2 943 份）的 4.94%，所占比例仍然较少。以爱尔眼科医院集团股份有限公司发布的社会责任报告为例，爱尔眼科医院集团在《2011 年度社会责任报告》中宣称："我们以爱心致力于人类的眼健康事业，本着责任、协作、创新、奉献的精神，与眼科同行、合作伙伴一道，不断提高医疗技术水平、

① 奚松：《公立医院社会责任研究——以苏州大学附属第一医院为例》，苏州大学硕士学位论文，2009 年。

② 参见张慧英、李增笑、刘千、莫凯林：《基于社会责任的现代医院财务管理模式的创新》，载《绿色财会》，2010 年第 6 期。

③ 王端旭、潘奇：《关于医院社会责任报告的思考》，载《中华医院管理杂志》，2009 年第 3 期。

创新医疗服务模式，持续开发和满足患者的需求。使所有的人，无论贫富贵贱，都能够享受到眼健康的权利；也使我们自己在医疗技术、人才经营、医院管理、服务患者、回报社会等方面成为医疗行业的典范”；“追求社会责任和自身发展的和谐统一”；“关爱患者，尊重员工，回报社会”。

第二节　我国医院履行社会责任的影响因素

医院履行社会责任的影响因素是多方面的，不仅与自身的性质、规模、文化、结构等息息相关，而且与医院所处地的经济、政治、文化、法律法规等密切相关。从制约因素来看，不同医院之所以在履行社会责任的内容和程度上有很大差异，主要是因为同时受到内部约束因素和外部约束因素的影响。

一、内部约束因素

一个组织的内部约束因素，包括那些具体对组织的决策和行动产生直接影响并与实现组织目标直接相关的要素。具体而言，医院履行社会责任的内部约束因素包括医院的性质、医院的规模、医院的财务、医院的文化和医院的治理结构。

（一）医院的性质

在美国，60%的医院都是非营利性的，这些非营利性医院为美国患者提供了近70%的医疗服务。参照魏斯布罗德（1975）的观点，非营利机构的出现是为了提供需求没有得到满足的公共物品，大多数情况下该物品的提供都存在显著的外部正效应。在医院，这些未被满足的公共物品就体现为向穷人提供得不到补偿的服务及其他的外部效益。在实际研究中，诺顿和斯泰格（1994）发现，当两种医院位于同一区域时，营利性与非营利性医院会为同样数目的无保险者服务，但营利性医院倾向于避开无保险人员多的区域，非营利性医院则更有可能为无保险的人员提供服务。在经济学中，非营利性机构的不可分配的约束，就使得非营利医院的目标与营利性医院有所不同，非营利性医院相应的会得到政府的财政补贴和税收优惠。因此，非营利性医院理论上应该比营利性医院承担更多的社会责任①。

① 参见徐爱军、周春红等：《我国医院社会责任的影响因素分析》，载《中国医院管理》，2010年第7期。

在我国，2000 年出台的《关于城镇医疗机构分类管理的实施意见》，明确把医院区分为非营利性医院和营利性医院，即有公立医院、私立医院和民营医院之分。但无论医院的性质是什么，医疗卫生行业的性质决定了所有的医院都必须以“救死扶伤、防病治病、为公民的健康服务”为天职。

非营利性医院（即公立医院）是我国医疗卫生服务体系的主体，由于享受着政府投资和各种制度安排（如税收、人事制度、非营利性质等）的优惠，理应成为医院履行社会责任的主体，即公立医院是政府实行特定社会目标的公共服务组织，是政府的政策工具，不以营利为目的；是为社会公众服务而设立和运营的，承担着为群众提供基本医疗服务和公共卫生的社会责任。作为政府办的医院，公立医院的基本特征是公益性，具体体现为“提供高质量的医疗服务、对支付能力有限的人群提供免费或优惠的医疗服务”。

营利性医院即民营医院，也是我国医疗卫生服务体系的重要组成部分，政府应该鼓励社会资本依法兴办营利性医疗机构。相比非营利性医院，营利性医院的企业色彩浓厚，由于有追求利润的动机和压力，会促使营利性医院在短期内非常关注经济效益而非社会效益，在医院资源有限的情况下，社会责任的履行会受限。但从长期来看，考虑到经济效益和社会效益的相互促进作用，考虑到履行社会责任对于塑造医院品牌与形象、构建医院核心竞争力的重要作用，营利性医院履行社会责任也将势在必行。

（二）医院的规模

在经济学中，随着一个组织规模的扩大，一般会先后经历“规模报酬递增、规模报酬不变、规模报酬递减”三个阶段。对于具有正外部效应的医院而言，规模的扩大会形成规模效应和社会效应，同时，规模大的医院在经济、服务等方面更加有能力履行相应的社会责任。另外，根据制度理论，医院规模的大小和未补偿医疗的提供是相关的。随着医院规模的扩大，会逐渐受到越来越多的外界关注，也会面临更多的社会压力，这时医院不仅需要协调外部施加的压力，而且需要医院更加透明和公开社会责任的履行，让社会和公众评判和审问。

（三）医院的财务

在前文讲述医院社会责任定义时就已提出，医院社会责任即医院对社会承担的责任，是指医院在获取自身生存和发展的同时，面对整个社会的健康需要，为确保社区居民卫生服务，维护国家、人民的健康利益所必须承担的义务。由定义可知，医院提供社会责任是以一定经济能力为基础的。

作为一个社会组织，医院最首要的目标就是能够生存和维持运转，即一定经济绩效能力，在此基础上才有足够的能力来提供社会责任。不管是在应对突发性的公共卫生事件或应对重大疾病方面，还是在日常的慈善治疗和健康公益活动中，都需要医院投入大量的人力、物力和财力。Frank，Salkever 和 Gaskin 认为，未补偿医疗的决定因素之一就是医院的财务结余，比如，在财务压力之下的医院通过减少慈善医疗来求得生存。并且通过研究发现，医院存在一个“门槛效应”，当医院提供的未补偿医疗数量超过一定的界限时，就会对医院最低财务结余产生影响①。

在保持自身财务能力的同时，如何满足社会需要、履行医院社会责任是需要所有医院进行平衡的问题。然而，在我国医疗行业，政府投入严重不足，医院的大部分资金来自于自身的运营，医院为了在市场中求生存而淡化了社会责任。因此，政府应该加大对医院的投入，保证医院通过正规的渠道获得合理的运营补偿，这样医院才有足够的精力和财力去承担社会责任。

（四）医院的文化

文化是一种理念、价值取向和行为规范，是一种精神力量，一旦形成就会对医院员工的行为产生无形的约束。我国的医院文化是在社会主义现代化意识下形成的具有医院特征的群体意识，核心是以人为本。社会责任的履行是医院文化的一种体现，一个具有良好氛围的医院，社会责任意识就内化为医院上下的精神状态。“对医院内部而言，它可以使医院员工在心理上产生一种凝聚力。对医院外部来说，它必须符合社会的道德观和价值观，与社会发展的方向同步和协调一致。从价值属性来看，医院社会责任是一种医院文化的外在表现和重要内容，也是医院文化逻辑发展的必然趋势和要求。二者在发展趋势、基本依据、基本目的、基本内容、基本走向上是一致的；而且，二者又相互作用、相辅相成，既为医院文化注入了新的活力，又推进了医院社会责任的建设。”② 由于文化会对行为产生影响，社会责任的履行正是这些文化特征在实际行动中的具体展现，因而需要加强医院的文化建设。

（五）医院的治理结构

除上提及的医院性质、文化等道德因素会影响医院履行社会责任外，医院的制度设计如医院的治理结构也会制约医院承担社会责任。参照现代企业理论，可

---

① 参见徐爱军、周春红等：《我国医院社会责任的影响因素分析》，载《中国医院管理》，2010 年第 7 期。

② 黄建军、甘强：《医院社会责任是医院持续发展的新动力》，载《时代经贸》，2007 年第 9 期。

以把现代医院治理结构定义为有关医院控制权和剩余索取权分配的一整套法律、文化和制度安排。这种制度主要包括医院的股权（所有权）安排、理事会（有些医院是党委、董事会、管理委员会等）治理、经理层激励等方面的内容。

1. 股权（所有权）安排

在医院的股权中，国有资本的比例越多，越能体现医院的公益性，从而保证医院履行社会责任。但问题是，国有资本在医疗行业的投入有限，需要引进民营资本加以充实。由于民营资本的引进可以使得医院的股权多元化，有利于医院法人治理结构的建立和完善，有利于医院行业竞争、提高医院效率和优化资源配置，因此，兼顾公平和效率，在医疗服务体系中适当引入社会资本是十分有必要的。

2. 理事会治理

医院社会责任的履行同医院理事会的组成、规模、功能等方面的安排是分不开的。医院理事会成员虽然来自于不同的利益团体，代表着不同的声音，但却具有很强的社会性。在医院职能中，为了确保“政府举办医院”履行社会公益，追求医院管理效率，需要董事长或部分董事直接对政府卫生行政部门负责。Clement 等指出，董事会成员要保证医院使命的合理性，听取社会的声音，保持医院与社会之间的沟通与交流，并向社会报告履行社会责任的成果。在对代理人（如院长）的考核中，要加入社会责任方面的绩效测评指标①。

3. 经理层激励

由于信息不对称的存在，使得委托代理之间的目标往往并不一致。例如，被委托人——院长，因为所受的教育、人生观、价值观的不同，所以对经济绩效和社会责任的价值取向也不一样，这有可能导致医院行为与股东（政府）的利益诉求相偏离。因此，为保证医院社会责任的履行，院长的遴选和激励，以及任期内的社会责任考核至关重要。

二、外部约束因素

一个组织的外部约束因素，指的是可能影响组织的广泛的经济条件、政治法律条件、社会文化条件、人口条件、技术条件和全球条件等。与内部约束因素相比，外部约束因素的变化对组织影响通常要小一些。就医院履行社会责任的外部约束因素而言，主要包括社会责任法律及标准的制定、国家对医院的补偿机制、

---

① 参见徐爱军、周春红等：《我国医院社会责任的影响因素分析》，载《中国医院管理》，2010 年第 7 期。

医疗器械和药品供应商、病人、相邻地区医院的影响和第三方的监督。

（一）社会责任法律及标准的制定

企业社会责任传入我国是20世纪90年代以来的事情，在我国企业与国外企业交往中，跨国公司将企业社会责任与订单挂钩，强行在国内推行各种各样的社会责任标准，具体如ISO 9000、ISO 14000和SA 8000等国际标准的认证，并且随着ISO 26000《社会责任指南》的颁布，在国内外激起了“社会责任”讨论热潮。可见，社会责任在我国传播的时间并不长，目前还只是一个道德层面的问题，履行社会责任靠的是自觉性和责任感，不具有强制力。在美国，联邦政府和很多州都制定了有关医院社会责任的法律法规。

ISO 26000是一个真正的国际社会责任标准，可以说是社会责任发展的里程碑和新起点。因为它既是过去国际企业社会责任运动的结果，也是未来全球社会责任发展的新起点。因此，采纳ISO 26000制定医疗行业的社会责任法律法规，为医院履行社会责任提供法律上的强制力，同时也为大小各异的营利性医院和非营利性医院所承担不同程度的社会责任提供一个统一衡量的标准和准则。

（二）国家对医院的补偿机制

就我国的非营利性医院而言，财政部会给予一定的税收优惠甚至直接补贴，这能够在一定程度上弥补未补偿医疗、慈善医疗和公益活动的支出，但补偿额度的大小会直接影响医院履行社会责任的状况。公立医院所表现出来的公益性淡化的主要原因之一是政府对公立医院的投入严重不足。黄少瑜指出，公益性的实现程度是由政府投入水平所决定的，政府投入水平从根本上决定着医院的公立程度，因而，也从根本上决定着其公益性质和水平。① 同时，政府的引导不够和指导不科学，也会间接影响公立医院的社会责任履行。如2002年颁布的《医疗事故责任条例》规定，发生医患矛盾和医患纠纷时，医生负有举证倒置的责任。该规定的颁布执行，导致医务人员为了自保而采取较保守的医疗行为：一方面，制约了医疗技术的发展；另一方面，增加了不必要的检查和治疗，加重了病人的经济负担。

（三）医疗器械和药品供应商

医院的上游企业——医疗器械和药品供应商，对医院社会责任的承担也有一

---

① 参见黄少瑜：《从公立医院的公益性看其社会责任》，载《现代医院管理》，2011年第1期。

定的影响，这主要表现在医疗器械、药品的安全性、质量和价格上。如供应商提供的医疗器械和药品有问题或者成本太高，将直接影响医院的成本和服务，影响病人的健康和医疗费用的负担，从而间接影响医院履行社会责任。随着市场经济的深入发展，医疗市场也不可避免地存在激烈的竞争，极易导致医疗器械和药品供应商为争夺市场份额，采取各种各样的手段和措施，结果可能不是为医院提供价廉物美的药品，而是不断变化药品的包装或更换药名以提升价格，或者为了加强公关或明或暗地给医务人员“回扣”、寻租，甚至卖假药。这些负效应最终都得由医院、病人来承担，因此，医院社会责任的履行好坏与供应商直接相关。

（四）病人

在医生为病人提供医疗服务的过程中，病人将健康寄托在医生身上，医生处于优势地位，病人处于弱势的地位，这种地位的不平等和“医患双方”的信息不对称，使得病人对医务人员求全责备，缺乏信任感和安全感。一旦病情有所变化，出现医疗事故，“医患矛盾”和“医患纠纷”将不可避免，甚至出现“医闹”现象，从而产生连锁的负面效应。从表面上看，这说明病人捍卫自身权利的意识增强，是社会进步的表现；但是从另外一方面看，这些事件也会促使医务人员积极进行自我保护，缺乏同情感和责任意识，采取一些对病人来说可能并不需要或不恰当的医疗措施和行为，最终影响的将是病人的利益。因此，患者的个人道德水平和责任意识也会对医院履行社会责任产生影响。

（五）相邻地区医院的影响

医院的性质决定了它与企业是有区别的。一般而言，医院可以通过复制相邻医院服务的选择来确定自身的产品线，所以相邻医院之间是一种相互学习和竞争的关系。医院之间的竞争不仅是价格上的竞争，而且还有质量和服务上的竞争，在价格相同的基础上，通过提供不同的服务，履行更多的社会责任来赢得竞争，赢得医院的社会声誉。“非纯粹的利他主义”模型说明，医院与他们的竞争对手通过提供未补偿医疗来进行竞争，赢得公众的信誉。所以，一家医院未补偿医疗提供的水平与相邻医院未补偿医疗提供的水平是相关的。比如，在我国这个公立医院占主导地位的医疗市场上，如果公立医院提高未补偿医疗服务将会影响其他医院提高未补偿医疗服务的水平。

（六）第三方的监督

上级政府和第三方（如税务、财政、医疗保险、行业协会等部门）对医院的监督力度也可以直接影响医院履行社会责任的水平。例如，税收部门可以对很好履行社会责任的医院给予更多的税收优惠和奖励，对没有很好履行社会责任的医院，相应减少税收优惠或者取消税收优惠；同时，财政部门也可以减少财政补贴，或者通告批评，甚至罚款，直至停业。在美国，很多医院都是一个系统、联盟或宗教组织的成员，组织共同的社会责任目标和宗旨，都会督促医院履行社会责任。

综上所述，面对当前我国社会对医院履行社会责任的呼吁，我国医院要在明确履行社会责任内外部约束因素的基础上，加强医院社会责任研究，切实提高自身的社会责任水平。

第三节　我国医院社会责任建设存在的问题

在我国，医院作为实行一定福利政策的社会公益事业单位，履行着维护和保障人民身体健康的社会责任。这是医院工作的根本出发点和归宿。医院社会责任履行的好与坏，直接影响医院的形象，直接影响医院的生存和发展，直接影响广大人民群众的身心健康。虽然，自改革开放以来，我国医疗机构的社会责任建设取得了长足的进步。但是，我们也要清醒地认识到，当前我们的部分医院管理者和医务人员，对医院所承担的社会责任不是很清楚，履行得不是很好，片面强调局部、单位和个人的利益，片面理解医院的福利和公益性质，等、靠、要的倾向还比较明显，大处方、乱检查等不能因病施治的现象还比较普遍，收受红包和药品“回扣”等不道德行为还没有被彻底消除，严重损害了医疗卫生行业的整体形象，这必须引起医院管理工作者和广大医务人员的高度警惕。当前，我国医院社会责任建设存在的问题主要体现在以下几个方面。

一、医院社会责任建设的制度环境不完善

当前，我国医院虽然在社会意识方面有所觉醒，但是长期以来的市场化导向使得很多医院都将工作重心放在了对经济利益的追逐上面，导致了对社会责任建设的长期忽视。眼下，社会提倡医院承担社会责任、积极践行社会责任理念的呼声不断高涨，但是绝大多数医院自身并没有建立起有效实施运行的社会责任战略，而且医院承担社会责任的外在制度环境尚不完善，外部监督环境对医院社会责任建设还没有形成有力的约束条件，具体看来，医院社会责任建设的制度环境

不完善主要体现在以下四个方面。

（一）医院内部治理模式改革不到位

改革开放以来，我国公立医院的政策改革一直是在纵向调节机制上做文章，不断下放权力，但缺乏横向调节机制，即缺乏对于分散在相关部门所有者职能的必要集中。在现行体制下，公立医院的投资由计经委控制，经费补助由财政部门拨付，人事和干部管理由组织、人事部门掌管，行业监管责任由卫生部门负责。“在这样一种体制下，委托人的职能被分割、权力被弱化，形成了多委托人的局面。结果是大型公立医院的扩张难以遏制，医院的资产状况和经营状况缺乏评估，医院经营和服务行为缺乏必要的管制监督。”① 导致公立医院现有行为违背其使命，一些医疗机构背离公益性质，片面追求经济利益，使群众看病贵问题难以解决。

2012 年 3 月 22 日，在国务院公布的《方案》中，确定了 2012 年到 2015 年 4 年间医改的要求和目标，除了扩大医保覆盖率、完善基本药物制度等这些需要进一步巩固的成果外，还用很大篇幅规划了公立医院改革的主要内容。但纵观《方案》，只是提出了大体的改革方向，并没有对公立医院的治理模式以及人事制度改革作具体的安排。一是公立医院治理模式仍旧不明确。在《方案》第五部分第四条、第五条中，规划提到了“各级卫生行政部门负责人不得兼任公立医院领导职务，逐步取消公立医院行政级别”，“探索建立理事会等多种形式的公立医院法人治理结构”。实际上，医疗改革以来，很多公立医院改革的试点城市都设立了医管局。这一新设立的部门一般归属当地卫生局管辖，负责医疗市场包括公立医院、民营医疗机构竞争的裁判权。然而，医管局的领导就是当地卫生局的领导，医院院长虽然由医管局任命，实际上就是由卫生局任命，卫生局既是运动员，又是裁判员，公立医院的治理模式仍旧没变。二是在治理模式尚存争议的现状下，《方案》对公立医院人事制度改革只字未提。按照我国现行的体制，公立医院工作人员都有国家编制，公立医院属于事业单位，全体工作人员属于“在编”人员。正是这种“在编”身份阻碍了医疗市场人才的市场化流动，严重制约了公立医院的改革进程。

（二）医疗服务体系仍然不科学

医疗服务体系不科学主要体现在三个方面：一是重点发生偏移。卫生工作的

① 李卫平等：《我国公立医院的治理结构分析》，载《中国医院管理》，2005 年第 8 期。

方针是“以农村为重点”。而农村乡镇卫生院基础设施简陋，人才匮乏，专家下不来、人才留不住、设备上不去，资金、人才等医疗资源主要集中在城市，病人也大量流向城市大中医院。城市，事实上成为医疗工作的重点。二是政策不配套。在宏观调控方面，区域卫生规划作为政府重要的宏观调控手段，对床位、人员、设备、经费等医疗资源的调控力度极为有限。在运行机制方面，我们强调社区首诊、双向转诊、城市医院对口支援农村，但实际运行中都不同程度地走样变形，实际效果较政策初衷大打折扣。在价格体系方面，我们要求调整医疗机构收入结构，提高服务、技术收费标准，降低药品收入比例，避免出现“拿手术刀的不如拿剃头刀的”现象，但现实是医院还在靠药品加成、设备检查增效，这也是医药购销领域商业贿赂屡禁不绝的重要原因；不同级别医院服务价格差异的存在，初衷在于引导病人向下级医院分流，但是实施结果不仅未形成分流，反而造成下级医院因技术、服务的廉价而导致人才、资金等资源流失。三是医疗服务体系没有形成合力。一方面，医疗机构之间竞争过度，无序化明显。一些公立医院竞相蚕食基层医疗市场，形成过度、无序竞争，医疗体系各个组成部分各自为战，内耗加剧。另一方面，对于医疗服务工作的管理，政出多门。近年来，军队医院、行业医院逐步面向社会，但并未纳入卫生行政部门的统一监管之中；卫生系统内部，城市医疗机构业务工作从属各级医政部门管理，农村医疗、社区医疗则从属各级部门管理。管理上的政出多门，竞争上的过度、无序，必然严重影响医疗服务体系整体功能的发挥。

（三）医护人员的价值取向出现错误

随着社会主义市场经济体制的建立与发展，医疗制度改革的不断深化，给医疗卫生事业的发展带来了机遇与挑战。医务人员作为社会人，在体制转换过程中，其原有的价值观必然会与各种观念、思维方式、行为准则发生碰撞和冲突。其价值取向变化主要表现为：价值观多元化，非社会主义的价值观念被一些医务人员所接受和推崇；集体主义价值观念淡化；追求个人物质享受的现实主义盛行；等等。从经济学的角度看，人总是趋利的，在过去政府引导不够、监督缺位的情况下，在医务人员个人收入与奖金分配挂钩的政策引导下，医务人员采取一些增加自身利益的行为是不对的，这也是影响公立医院承担社会责任的原因之一。上述各种因素直接或间接地影响公立医院社会责任的履行。

二、公立医院的公益性淡化、虚化严重

首先，公立医院的公益性淡化现象严重，具体表现在以营利为目的，对社会

公益性服务关心不够，甚至出现某些严重违背行业操守和行业准则的现象。其次，公立医院的公益性虚化现象日益突出，“具体表现在公立医院不能有效地承担向社会公众提供安全、有效、方便和价廉的基本医疗卫生服务的社会责任”①。表现在违法违规的不良医疗事故时有发生，使用不合格的医用耗材和药品，医护人员过度强调法律责任而采取一些不恰当的自保行为导致病情延误，违背诚信原则的过度治疗和过度用药行为，等等。

目前，我国尚未建立健全医疗机构承担必要社会责任和义务的法律制度，政府也没有在现行政策环境下行使好行业监管职责。公立医院公益性的淡化、虚化的主要原因：一是政府监管责任“缺位”。长期以来，我们党和政府对公立医院的定性和定位有着严格而明确的原则性规定，《中华人民共和国宪法》第四十五条规定“国家发展为公民享受这些权利所需要的社会保险、社会救济和医疗卫生事业”。但是，一系列的实践表明，政府在公立机构的投入对象、投入水平等方面存在着一系列问题。这些问题的产生与政府职责实现机制不健全，投入方向与投入水平缺乏明确的法律程序保障，在执行过程中受各种现实因素干扰较大，主观随意性强等因素密切相关。二是政府对公立医院的财政投入严重不足。“公立医院公益性的实现程度是由政府投入水平和使用效益所决定的，政府投入水平从根本上决定着医院的公立程度，因而，也从根本上决定着其公益性质和水平。”② 政府对公立医疗机构的投入方向问题主要是政府对城乡基层医疗机构投资占总投资的比例过低，其结果是城乡基层医疗机构发展严重滞后，政府和群众负担得起的基本医疗服务供给能力严重不足。“2004 年，在所有各级医疗机构卫生总费用的 5 291.5 亿元中，76.80% 消耗在城市医院，11.57% 在县医院，9.7% 在乡镇卫生院，0.91% 在社区卫生服务中心和服务站。2004 年，城市社区卫生中心和服务站仅承担了 10.90% 的居民就诊服务，乡镇卫生院也仅承担了不足半数农村居民的住院业务量。”③

政府对公立医院的投入水平问题主要是政府投入占机构总收入的比重过低，其结果是公立医院依靠社会求生存，从而造成自我定位与政策定位的严重背离，机构的公益性日趋虚化。公立医院本应是平抑医疗费用的市场主导力量的公立医疗机构，反而成了拉动医疗费用上涨的主导性力量，加重了群众的医疗负担。“20 世纪七八十年代，政府投入占医院收入的比重平均为 30.00% 以上，2000 年这一比重下降到 7.70%。目前，每年政府拨款仅占医院总收入的 7.00% ～

① 参见张明月：《对公立医院公益性的认识与思考》，载《中国卫生经济》，2008 年第 12 期。
② 石超明：《卫生事业公益性的当代诠释》，载《长江日报》，2007 年 11 月 15 日。
③ 课题组：《初级卫生保健在中国的发展与对策》，见《HPSP 项目课题报告》，2007 年。

8.00%，其余90.00%以上都是靠医院自己组织医疗服务得来。一些医疗机构趋利行为严重，盲目扩大规模和追求经济收益。由于卫生机构隶属关系复杂，全行业管理难以落实，导致医药费用持续攀升，加剧了群众‘看病难、看病贵’的矛盾。2003年与2000年相比，卫生部门管理的医院院均诊疗人数下降了4.70%，但院均收入却增长了69.90%。其中，财政补助收入增加占医院总收入增加额的9.40%，医疗收入增加占医院总收入增加额的49.80%，药品收入增加占医院总收入增加额的38.70%。”① 这充分说明了公立医院公益性质淡化和弱化对群众“看病难、看病贵”的基础性影响。

三、医疗器械和医疗药品的成本居高不下

当前，“看病难、看病贵”的一个重要表现就是看病就医总花费超过了家庭支付能力，造成“因病致贫”和“因病返贫”。这其中重要的原因就是长期以来，医疗器械价格和医药产品价格居高不下。

一方面，医疗器械价格居高不下。按照现行政策规定，医疗器械的生产企业不能直接销售自己生产的医疗器械产品，必须要经过医疗器械公司。因此，医疗器械从厂家出来后首先要找自己产品的独家代理商，独家代理商再在不同区域寻找区域代理商，区域代理商再发货给省级经销商，省级经销商再在这个区域成立各级经销商，之后才会进入医院。从独家代理到区域代理，再到省级代理，再经过各级经销商，最后进入医院，经过医院的流通最终到病患者手中。器械每经过一级代理或一个环节，价格必然要增加一定比例，层层流通的结果就是层层加价。在国家现在没有可以依据的政策条件下，这样的结果是，医疗器械到病患者手中时价格和出厂价相差至少在10倍、20倍甚至30倍以上。与药价虚高相比，这个比例并不算高，但药的基础价只有几元到一二十元，即使涨30倍也不会高到哪里去；而医疗器械的基础价都在百元、千元，因此经过流通，几百元价格的东西可以卖到几万元，也就是说虚高了几万元。可以这么说，现在用在病人身上的医疗器械，出厂价格只有其1/10还不到，医疗器械的价格虚高问题也就在所难免了。

在2005年6月28日召开的第十届全国人民代表大会常务委员会第十六次会议上，审计署审计长李金华首次在审计报告中指出药价虚高、医疗器械价格虚高对老百姓看病的影响：“医药流通环节层层加价、牟取暴利，抽查6类、35种进

---

① 第一解读：卫生部长高强直面医疗问题，见人民网（http://politics.people.com.cn/GB/1027/3592168.html）。

口一次性医疗器械，最终卖给医院的价格平均为报关价的3.34倍。例如，用于心脏手术的某规格球囊报关价为每个496元，一级代理商批发给二级代理商时达到3 600元，二级代理商再转手卖给医院时则骤升到了7 000元，两次倒手加价13倍多”；“2001年以来，（北京）10家医院收取药品和医疗器械厂商等支付的各类折扣、“回扣”等约3亿元，最终增加了患者的负担”。

另一方面，药品价格也始终在高位徘徊。例如，2010年5月16日，央视新闻《每周质量报告》披露——15.5元出厂的芦笋片，在医院竟卖至213元，利润达1 300%，药品价格之高，令人咋舌。1996年至2010年5月，政府部门为了遏制药价虚高，解决老百姓吃不起药的难题，已经针对医院药价高的问题出台了大量调控政策，先后24次降低药价，最近又实行基本药物制度，试行药品零差价，也就是要求医院按照进药价卖给患者，这在一定程度上抑制了高药价。制定投标报价指导价也是遏制药价虚高的重要举措，结果却被某些人钻了空子，利用政策，在投标报价指导价的制定、药品的批发和销售等多个环节，遵循“潜规则”，相互勾结，形成了隐秘的利益链条，成为推高药价的幕后黑手。

四、医院可持续发展战略规划严重缺失

“可持续发展是医院社会责任的重要目标，医院履行社会责任的过程就是医院向可持续发展迈进的过程，医院可持续发展战略的执行必须以履行社会责任为依托。”[①] 而目前绝大部分医院没有把承担社会责任纳入医院发展战略中，没有实施有效的责任型战略，没有发布过有关社会责任的报告书，这使得医院履行社会责任的内源驱动力不足、履行过程中目标不明、措施不到位，造成既不能反映各利益相关者的需求，也不能充分体现医院履行社会责任所带来的积极效应。此外，一些新建立的民营医院不熟悉医院管理和医疗服务特点及规律，没有科学的管理体系和完善的规章制度，更没有一整套完善的管理制度；一些民营医院起步较晚，存在“先天不足、后天失养”的局面，竞争力不强，主要靠狂轰滥炸的广告拉病人，打广告战、价格战；一些民营医院过多追求企业短期经济效益，缺乏长远的发展战略规划；等等。这些都严重制约民营医院的可持续发展。

从医院承担社会责任各层面的履行情况来看，存在严重的不均衡现象。刘肖宏等[②]以山东省20家综合性公立医院为目标医院，设计问卷，进行问卷调查，并辅以现场调查，发现公立医院社会责任各层面的履行情况很不均衡，某些应尽

---

① 蔡湛宇、陈平雁：《病人满意度的概念及测量》，载《中国医院统计》，2002年第4期。

② 参见刘肖宏等：《公立医院社会责任的现状调查》，载《齐鲁医学杂志》，2010年第5期。

的社会责任没有得到重视：在员工层面，只有40%的医院能保障员工的劳动时间合理，每周加班不超过12小时；在病人层面，仅有45%的医院将药品收入分离出来，实行医药收支两条线，仅有65%的医院有针对贫困病人的费用减免政策；在政府层面，对基层医疗单位的扶持力度不够，且大部分公益捐款没有用于医院价值链的相关方面；在环境层面，没有意识到保护环境和可持续发展的重要性，只有65%的医院致力于绿色环保，减少环境污染，50%的医院注重维持资源、环境与社会的可持续发展。根据系统论，某一方面的社会责任缺失或不足，会大大抵消整个系统的总效应。

从医院自身的发展条件、医院的品牌经营、运行与管理机制等角度出发，武良、吴吕伟认为："医院的定位及管理体制不顺、对内部管理与服务提升的认识不足、人才队伍建设不力、医德医风与行风不正将是影响医院可持续发展的重要因素。"① 张鹭鹭则认为，医院实现可持续发展的目标是："①健康水平的提高，非卫生资源增长；②生活质量的提高，非长寿与不生病；③卫生需要需求的满足，非专业偏好。"②

目前，我国社会主义建设的主要矛盾是人民日益增长的物质文化需求同落后的社会生产之间的矛盾，而我国医疗领域的供需矛盾则是人民群众对医疗服务的需求同我国整体医疗供给不足之间的矛盾。经营医疗服务这种特殊商品，其目标不仅仅是经济增长，而更应关注医疗消费的社会经济负担、公平性与资源利用效率，即所谓服务的"合理性"。2000年，国务院在上海召开了全国城镇职工基本医疗保险制度和医药卫生体制改革工作会议，明确提出"用比较低廉的费用提供比较优质的医疗服务，努力满足广大人民群众基本医疗服务需求"的改革总体目标。改革的整体目标反映了经营医疗服务的社会目标较其他行业更加具有刚性，同时也体现了医院可持续发展的理念。

因此，我们要把医院的社会责任纳入到医院可持续发展的战略规划中，有组织、有计划、有目标地履行社会责任。医院实现可持续发展社会责任的主要途径包括：一是制度创新。要从以高度消耗社会医疗资源为代价获取有限局部利益的粗放型管理体制，向"优质、低耗、高效"的集约化管理体制转变；要构建医院新的医、药收入结构，探索医药分业后的管理办法，探索建立科学合理的费用结算办法。二是技术创新。按照国际规范标准，建立具有我国自己知识产权的创新药物研究和产业化开发基地；加强基因与疾病防治以及健康维护的相关研究，占领科技前沿阵地；建立医院信息系统（hospital information system，简称HIS），

---

① 武良、吴吕伟：《县级医院可持续发展影响因素初探》，载《医院管理论坛》，2010年第6期。
② 张鹭鹭：《军队医院可持续发展的原理研究》，载《解放军医院管理杂志》，2003年第1期。

为实现全球合作、信息交流与资源共享创造条件，从根本上改变传统医院管理模式和运行机制。三是市场创新。拓宽服务功能，完善服务配套措施，改善就医环境，用良好的服务提供有形展示，以增强医院在市场的吸引力；实施全员、全过程和全面质量管理，以优质服务获取社会认同，以增强医院市场地位；坚持以人为本，实施人才战略，造就一支高素质技术骨干队伍。四是管理创新。推行院长负责制，建立规范的法人治理机构；深化分配制度改革，规范分配行为；采用标准量化和定性相结合的办法，进行德、能、勤、绩全面评价管理，并作为晋职、晋级和受聘等使用依据，充分调动全院人员积极性。

第四节　医院承担社会责任的必然性与必要性

社会责任是指组织在追逐自身利益的同时，对社会所承担的相应义务——维护并提高整个社会的福利水平，它是指组织所应尽的一种实现社会长远目标的义务，这种义务与法律和经济效益的要求无关，但与组织的道德伦理观有着密切的关系。管理学大部分研究的结果表明，组织的社会责任履行得好与其经济绩效之间存在正相关关系。这是因为组织承担好相应的社会责任，有利于组织建立良好的公众形象，取信于民，维持长期稳定的市场；有利于组织获取长期的、更稳固的利润；有利于规范组织的行为，从而尽可能地避免对非法和不道德手段的采用。就医院这一社会组织而言，加强社会责任建设有其必然性和必要性。

一、医院承担社会责任的必然性

医院社会责任建设不仅仅是因为增强员工荣誉感和凝聚力、改善财务绩效、树立责任意识、缓解医患关系、树立品牌意识以及提升医院形象，还因为在社会转型的关键时期我国医院自身担负着特殊的历史使命，医院承担社会责任是其必然性。

（一）我国的社会主义性质决定了医院必须承担社会责任

我国是一个社会主义国家，人民的利益高于一切，毛泽东同志说过医院要提倡“救死扶伤，实行革命人道主义”。医院作为实行一定福利政策的社会公益单位，要保障和维护人民的健康，坚持社会主义公平正义，使卫生事业发展的成果惠及每一个公民，达到人人享有卫生保健的目标。党的“十七大”报告指出，要坚持公共医疗卫生的公益性质，强化政府责任和投入，完善国民健康政策，为群众提供安全、有效、方便、价廉的医疗卫生服务。因此，社会主义国家的医院必须坚持社会主义性质，作为体现人民意志的医院而存在，既要坚持和深化对社会责任的认同，更要具备履行社会责任的能力，在实现社会责任的同时，要促进医院的生存和长远发展，促进和谐社会建设。因此，要求我们的医院要积极履行社会责任，尽可能解决群众“看病难、看病贵”的问题，这是由我国的社会主义性质决定的。

（二）公立医院的公益性质决定其要承担必要的社会责任

对于公立医院来说，救死扶伤是义不容辞的神圣责任，坚持公益性是任何时候都不能动摇的。在金钱和生命之间，生命的价值和尊严永远是第一位的。目前，我国的医院绝大多数是公立医院。老百姓评价医德医风，主要是看公立医院。可以说，公立医院是一面镜子，反映了整个医疗卫生行业的形象。对于部分民营医院的见利忘义，人们尽管气愤，但似乎还能够容忍。假如公立医院放弃了社会责任，则会直逼人们的心理承受底线。因为，公益性是公立医院的本质属性，是公立医院的旗帜。遗憾的是，近年来，很多公立医院迷失了方向，盲目追求经济利益，把患者当成“摇钱树”，大处方、滥检查、乱收费等屡禁不绝。这种倾向不但损害了群众利益，也影响了社会和谐。

2006年10月，党的十六届六中全会审议通过的《中共中央关于构建社会主义和谐社会若干重大问题的决定》指出：“强化公立医院公共服务职能，加强医德医风建设，规范收支管理，纠正片面创收倾向。”“推进公立医院改革”已经成为“新医改”方案确定的五项重点改革内容之一，公立医院是我国医疗服务体系的主体，属于医改的“大头”，公立医院改革得好不好，直接关乎医改成败。作为医疗卫生服务终端的公立医院，集各种矛盾和问题于一身，成为医改绕不开的“堡垒”。目前，我国正在积极推进医疗卫生体制改革，公立医院改革已被列入重要议事日程，转变运行机制，实行收支两条线管理，彻底告别“以药养医”、“以械养医”，坚持公共医疗卫生的公益性质，是不可动摇的改革方向。

（三）承担社会责任是医院作为特殊组织的基本义务

医院是一个治疗疾病、维护人类健康的场所。“从医院起源来看，现代医院最初就是一个慈善机构，是幸运者给予不幸者的礼物，那些捐钱给医院的人不仅仅是为了表明自己的高尚，而是把这种行为看做上层社会应尽的义务。”① 作为这样一种特殊性质的组织，医院提供的产品和服务与居民的健康息息相关，医院承载着病人以生命相托的信任，这些特征决定了医院必须对病人负责，对整个社会的健康负责。所以，医院与生俱来就有着履行社会责任的必要性，而不能像一般组织那样以追求经济效益为最大目标。

乔治·斯蒂纳和约翰·斯蒂纳在《企业、政府与社会责任》一书中指出："企业与社会之间存在一种基本协定、一种社会合约，如果企业组织得不到社会认可，就无法长期生存和发展下去。”② 医院也一样，医院必须协调好与社会群体和服务环境的关系，更加主动地承担起相应的社会责任。无论是企业还是医院，良好的信誉会是一种无形的竞争资本，只有得到社会的认可，使顾客和病人满意，才能更好地参与社会服务与竞争，才能得到可持续发展。而医院如果能够较好地履行社会责任，就会形成医院的品牌效益，提高医院的声誉，构建医院的核心竞争力。这种竞争力不仅通过服务、技术等具体的东西表现出来，而且会使患者产生一种感情认同，履行得越好，医院的社会地位就越高，公众的认知率也就越强。医院履行社会责任会带来社会效益，而良好的社会效益反过来又会带动经济效益的增长。所以，医院的长远发展离不开社会责任的履行。

（四）承担社会责任是医疗行业转型时期的必然要求

目前，我国人均 GDP 已超过 5 000 美元，根据国际经验，这一时期是社会问题突出的时期，加之我国医疗行业产权多元化、服务市场化、医疗机构运作企业化已成为医疗改革的大趋势。在激烈的市场竞争中，大量的医院存在不同利益主体和利益群体相互角力，容易产生诸如权钱交易、见利忘义、弄虚作假、坑蒙拐骗、贫富悬殊等现象，出现少数医院为了追求经济利益，采取不正当的手段，把自身的社会责任抛之脑后的现象，例如为了赚钱开大处方、开单提成、重复检查、变相提价、收取各种名目的服务费等，这样不仅使患者的负担增加，也严重损坏了医院在公众心目中的形象，更有甚者造成了患者与医生之间严重的信任危机，“部分医院的行为严重偏离了社会主义卫生事业的方向，对社会造成了很坏的影响”③。

当前，中国正处于社会转型的关键期，其基本特点是社会保障体系不健全、

① 引自 Lentz, E M. “Hospital administration-one of a species”, Administrative Science Quarterly, 1957。

② 刘鸣义、王文举等：《社会责任与医院竞争力》，载《中华现代医院管理杂志》，2004 年第 8 期。

③ 徐爱军、周春红：《转型时期我国医院的社会责任及其影响因素》，载《中国卫生经济》，2009 年第 1 期。

法律和制度体系不健全、人们的价值观念多元化和社会行为规范弱化、社会经济生活中新旧体制和新旧管理措施并存、许多管理规则和政策标准落后于社会经济发展现实、许多新的制度和规章的可行性有待实践检验。唐其柱在《社会转型时期公立医院的管理：社会责任和经济利益的博弈》一文中指出："在目前的社会转型时期，政府不可能增加更多的投入来确保公立医院的运行和发展，医院必须正确处理好经济利益和社会责任的关系，按照非零和博弈的思维决策，通过帕累托改进实现医院经济利益的增加。"因此，在社会转型的关键时期，呼唤并要求医院承担社会责任是医疗行业强化自身素质，应对医疗行业转型的必然选择。

二、医院承担社会责任的必要性

（一）增强员工荣誉感和凝聚力，是医院承担社会责任的客观要求

弗里曼和吉尔伯特（Freeman & Gilbert，1988）在评价《企业战略和伦理探索》一书中指出："优秀企业的秘诀在于懂得人的价值和伦理，懂得如何把它们融合到企业战略中"；"这场卓越革命的基本伦理是对人的尊重，这是企业关心顾客、关心质量背后的根本原因，也是理解优秀企业难以置信的责任感和业绩的关键"。在医院面对新的义利并举的价值观念氛围下，对医院内部而言，它可以形成医院管理者和员工之间的共识，使医院员工在心理上产生一种凝聚力，是医院激励机制得以建立和运行的基础。医院社会责任的核心是对人的重视和尊重。医院社会责任作为一种激励机制对医院管理来说，是一场新的革命，更是提高医院可持续开拓能力的动力源泉。

基于社会责任理念的医院内部员工激励过程可以作如下表述：随着医院内部员工对社会责任理念的认同，就会产生对社会责任的高需求，从而产生紧张，紧张成为驱动力，去激励医院内部员工参与更多的社会责任活动或寻求医院的社会责任活动，即产生对医院社会责任的支持，以期能满足自身的需要，如果这些行为与组织目标相一致，它能使员工需求得到满足的同时达到组织的目的。员工的紧张会随着医院社会责任行为的进行而降低。但内部员工对医院社会责任行为的支持也会随着员工层次的不同而支持不同层次的社会责任行为，那么医院也就可以继续将社会责任理念运用到对员工的激励中去。由此，二者也就能形成相互促进、相互激励的正相关关系。（见图 3－9）

此外，一个对内部员工高度负责的医院，也是一个有发展前景和活力的医院。加强医院社会责任建设，有利于吸引和留住优秀人才，发挥员工的主动性和创造性，增强员工的荣誉感和凝聚力，还能因为吸引优秀人才而节省管理费用和

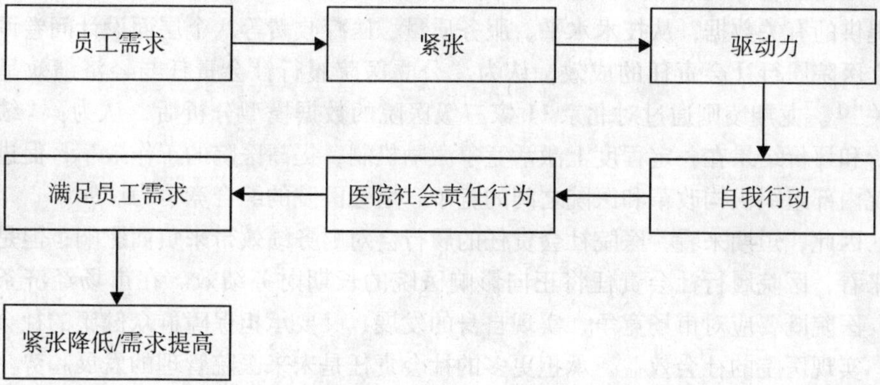

图 3-9　基于社会责任理念的医院内部员工激励过程

培训费用。

（二）改善财务绩效、促进健康发展，是医院承担社会责任的迫切需要

近年来，国内学者普遍认为医院应该承担更多的社会责任（曹荣桂，2009；梁铭会，2007；魏东海，2000；邱仁宗，2006；李少冬，2004）。可以说，政府、社会和学术界对医院是否应承担社会责任已基本上取得共识。但是，履行医院社会责任带来的财务效应是医院或院长们最关注的，两者间的关系也有可能成为医院社会责任活动最重要的驱动因素。

医院社会责任活动被定义为产生社会效益的活动，医院履行社会责任是需要投入和耗费资源的，当医院面临预算约束时，医院社会责任活动将会影响到医院的财务绩效。Rosko 发现："当未补偿医疗提供的数量很大时，未补偿医疗和医院经营结余负相关，并指出医院的经理人面临着一个严峻的挑战，即如何满足社会需要而又不威胁到组织的财务状况。因此医院社会责任和短期经济绩效是负相关的。"[①] 同时，如同很多学者所指出的，医院社会责任活动有利于维护医院和利益相关者之间的关系，有利于医院品牌的树立和声誉的提高，从而有利于改善医院的财务绩效。从这个角度看，医院社会责任和长期经济绩效是正相关的。

---

① Rosko, M. D. "The supply of uncompensated care in pennsylvania hospitals: motives and financial consequences", Health Care Management Review, 2004。

国内学者钟焕清、陈海生以广东省高州市人民医院为研究对象，根据政府部门提供的有关数据，从技术水平、服务质量、医疗收费等八个层面设计问卷调查公立医院履行社会责任的成效，认为“公立医院履行社会责任与经济绩效呈正相关”①。龙翔凌则通过对北京11家三级医院的数据模型分析后，认为：“绩效评价和评价结果在一定程度上激活竞争激励机制，提高医院的工作效率，促进了医院内部组织机构改革和医院之间的竞争，增强医院的综合竞争力。”②

因此，短期来看，医院社会责任的履行会对财务绩效带来负面影响；但是长期来看，医院履行社会责任将正向影响医院的长期财务绩效。在市场经济条件下，医院既要应对市场竞争、实现自身的发展，又要承担保障群众健康的社会责任、实现医院的社会效益，承担更多的社会责任是未来医院管理的发展趋势。加强医院社会责任建设，有助于改善医院的外部经营环境，提高经营绩效，促进医院长远地健康发展。

（三）树立责任意识、转变管理思路，是医院承担社会责任的题中之意

医院积极主动地承担社会责任，能为现代医院管理研究提供新思路。首先，“新医改”背景下，有助于引导和强调医院工作人员在社会大环境里进行自我考量，站在全社会的高度，以对社会负责的态度看待医改和自己从事的具体工作，把医院工作和我国的整个社会改革大环境联系起来，从而充分认识医疗改革的长期性、艰巨性和复杂性，增强医务人员的社会责任感和历史使命感。其次，有利于促进医院资源的合理利用和整个社会卫生资源的优化配置，解决目前普遍存在的“看病难、看病贵”问题。再次，有利于医院管理者积极投身于市场竞争，讲求医院的社会绩效，克服只注重经济效益，轻视医院的公益性质的错误倾向，改变医院过度市场化的不良倾向，提高医务人员为患者、为社会服务的思想意识。最后，医院强化社会责任理念的宣传教育，增强责任意识，重视医德医风建设，提高医护人员的个人道德修养，“以塑造社会赞誉的外在形象，完善自我，造福社会，这是社会主义思想道德建设的重要目标”③。

---

① 参见钟焕清、陈海生等：《在构建和谐社会中履行公立医院成效分析》，载《中华医院管理杂志》，2006年第9期。

② 龙翔凌：《公立医院综合绩效评价体系研究》，北京中医药大学硕士学位论文，2008年。

③ 参见钱莹：《企业社会责任与思想政治工作关系探究》，载《学理论》，2011年第30期。

（四）缓解医患关系、构建和谐医院，是医院承担社会责任的现实压力

当前，构建和谐社会已成为我党的执政要求和国家的发展目标，打造和谐医院是构建和谐社会不可或缺的一项重要内容。近年来，医疗卫生事业发展中的不和谐现象屡屡出现。“看病难、看病贵”、医患关系日益紧张，已成为较为突出的社会问题之一，对和谐社会建设构成了严重的影响。因此，作为卫生行业，一定要树立“以人为本”的理念，把服务对象定位在为大众健康服务，把着眼点放在社会和谐、医疗服务质量的提高上，从患者利益出发，尊重患者、体贴患者、关爱患者，立足自身，练好内功，不断提高医疗质量。通过诚信服务，提高人民群众对医院的满意度。同时，加强医院内部管理，保证医院良性运转，调动医务人员工作的积极性、主动性和创造性，为促进和谐社会的稳定发展作出贡献。

（五）树立品牌意识、提升医院形象，是医院承担社会责任的内在动力

市场经济条件下的竞争不仅仅是医院之间医疗技术和设备的竞争，更重要的是医院整体素质和整体形象的竞争，是医院品牌和发展战略的竞争。要提高医院整体素质、整体形象，就必须打造医院品牌，良好的医院品牌形象是医院社会责任建设成果的最直接体现。实行社会责任战略能使医院的品牌定位得到巩固，有利于促进医疗市场份额的增长。一个积极承担社会责任的医院，有助于提高医院在社会和公众中的品牌和形象，节省宣传费用和营销成本，促进病人忠诚度的提高和医疗市场份额的增长；有助于解决目前普遍存在的“看病难、看病贵”的现象，从而实现医院与社会的综合效益最大化。

医院形象是指医院在长期的历史发展和为社会服务的实践过程中，逐步形成的社会地位和给予人们的总体印象。随着中国加入 WTO，海外医疗集团抢滩中国医疗市场将很快成为现实，在此新形势下，医院形象在医院经营行为中占有越来越重要的地位。郑大喜认为：“对于医疗机构来说，增强社会责任心，自觉履行社会道德义务，在追求经济利益的同时重视社会利益，可以树立医疗机构良好的社会形象，获得社会的广泛支持，为自身创造更广阔的生存空间。”① 税章林、汪春梅、程永忠则认为：“在当前新旧体制转型时期，部分医院自身的社会责任体现不充分，损害了公立医院的公益性形象。”② 因此，医院社会责任与医院形

① 郑大喜：《公立医院改革与发展的伦理选择》，载《中国医学伦理学》，2009 年第 2 期。
② 税章林、汪春梅、程永忠：《论公立医院公益性建设》，载《现代预防医学》，2010 年第 2 期。

象呈现正相关关系。

医院形象是医院的无形资产，是衡量医院各项工作优劣的试金石。良好的医院形象就像名牌商标，是一种无形资产，是一笔巨大的财富。特别是在国家卫生体制改革日益深化，现代医学科学技术迅猛发展，国内医疗市场竞争空前激烈的新形势下，加强医院品牌建设与塑造良好的医院形象，关系着医院的生存和发展，决定着医院的前途和命运，意义十分重大。

第四章 医院履行社会责任的合理界限及价值诉求

目前，无论是政府、社会还是理论界对于医院是否应承担社会责任，已基本上取得共识，但医院社会责任领域尚存在很多的问题亟待回答或明确。目前，这一领域的论著、文章大多都存在对相关社会责任理论阐述不够详尽的缺陷，导致医疗机构在进行社会责任管理时缺乏坚实的理论支撑，且大多数探讨多局限于医院运营改进的某一领域，如医疗流程改进、收费管理等单一环节，对医院整体社会责任履行能力的提升指导意义有限，在广度和深度上都差强人意。本章尝试分析公立医院社会责任的合理界限，并阐述公立医院社会责任的价值诉求及强化医院社会责任的重要意义。

第一节 医院社会责任的界定

伴随我国改革开放30多年来的不断繁荣和进步，全社会医疗卫生事业得到较快发展，卫生投入总量加大，医疗资源与服务能力不断增长，为保障人民健康、促进经济建设发挥了重要作用。目前，全国有近600万医务人员，为13亿多人民群众提供医疗服务，使居民健康水平提高，全国平均寿命已经达到70岁以上，接近发达国家水平。[①] 在遭遇严重的自然灾害或是特大疫情时，医务人员的无私奉献、勇于牺牲、顽强奋战的精神受到党和政府的赞誉、人民的尊重。应该说，改革开放以来，医疗卫生改革取得了一定的成绩。但是，我们也应该清醒地看到卫生改革以后出现的问题层出不穷：药费价格增长过快、医院“以药养医”以及医生收受患者“红包”、拿医药公司“回扣”等问题，成为人民群众关注的焦点问题；卫生总费用结构失衡，群众个人负担加重，患病未就医、未住院

① 根据《2011年中国统计年鉴》数据整理。

率提高；“看病难、看病贵”问题一直困扰着人民群众；医患关系紧张，人民群众对医院和医生缺乏应有的信任，医疗纠纷日益增多，医务人员被打、医院被砸，医疗秩序受到干扰的现象屡见不鲜。对这些现实中的问题，如果不加以重视和研究，势必会对构建和谐社会这一总体目标的实现带来负面影响。

中共中央关于制定“十一五”规划的建议首次把解决群众“看病难、看病贵”的问题写入五年规划报告，可见这一问题已是一项涉及人民群众根本利益、国家长治久安和巩固执政地位的重大社会政治问题。而国务院印发的《方案》则明确了主要目标：到2015年，个人卫生支出占卫生总费用的比例降低到30%以下，“看病难、看病贵”问题得到有效缓解。医院的生存和发展离不开市场发育，离不开政府的适度调控，更离不开医院行为的不断规范和良好的医院社会责任管理。如何在医疗市场经济中建立其良好的社会责任管理体系，如何使医院在医疗市场竞争中富有生气地健康发展，这是医院管理工作所面临的新课题，它要求广大医院管理者对现代医院社会责任有清晰的认识和科学的把握。要扩大和深化对医院整体社会责任履行能力的指导意义，必须先对医院履行社会责任的基本边界进行界定。

一、医院社会责任模型

承担社会责任是医院的竞争资本，是医院服务的核心竞争力。本研究构建的医院社会责任理论模型把医院的社会责任分为内部责任和外部责任两个维度。内部责任包括对医务人员承担责任和对经营业绩负责，对医务人员负责和保障医务人员权益是医院的首要内部社会责任。外部责任是指对患者、政府、环境和医保部门这四个主要的利益相关方负责，其中最大限度地满足患者的医疗保健需求是医院最基本的社会责任。医院社会责任理论模型如图4－1所示。

二、公立医院社会责任的内涵

（一）公立医院社会责任的定义

近年来，我国医疗卫生事业不断发展，公立医疗机构有所增加。公立医院集医疗、教学、科研于一体，占有大量医疗资源，是我国医疗卫生事业的主要力量。

按照国家关于《城镇医疗机构分类管理的实施意见》的规定，政府办的公立医院经营目标是不以营利为目的，而是追求特定的社会目标，是向人民群众提供公益性、社会性医疗服务的载体，必须承担起为广大人民群众提供基本医疗服

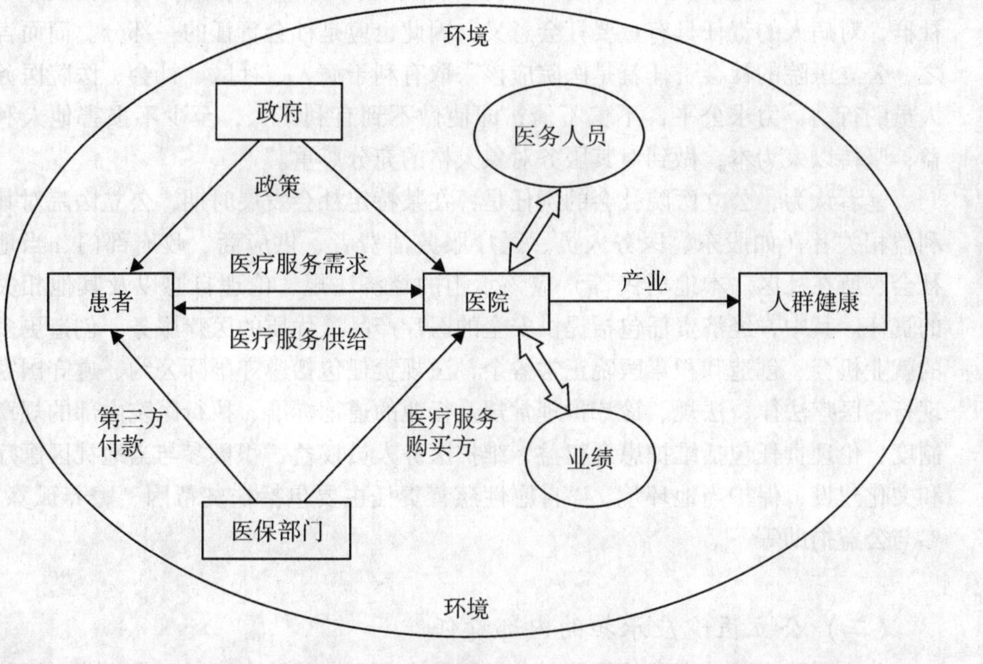

图 4-1　医院社会责任理论模型

务的责任。"新医改"方案的一个重要亮点就是它明确了公立医院严格的社会责任。该意见第（九）条明确指出："公立医院要遵循公益性质和社会效益原则，坚持以病人为中心，优化服务流程，规范用药、检查和医疗行为。"根据这一规定，各级公立医院特别是综合性大型公立医院，必须承担一定的社会责任，遵循公益性质和社会效益原则，建立规范的公立医院运行机制。

根据我国现阶段公立医院组织性质的界定，我们可以知道，公立医院是不以营利为目的经济组织，带有一定的公益性，作为社会保障体系的一个方面，其主要目标是要保障社会成员的基本医疗和健康水平。此外，公立医院还必须完成政府交给的相关的公共卫生服务，在承担突发性公共卫生事件应急医疗救治，公益性医疗救治，控制医疗费用过快上涨，解决群众"看病难、看病贵"以及医疗的公平性、可及性等诸多方面都承担着重大责任。

关于公立医院社会责任的内涵，伦理学家邱仁宗从伦理学的研究角度出发，把公立医院社会责任定义为："医院对病人、医务人员、政府、其他雇员、当地社区、第三方付款者（保险公司或政府）、有业务或商业联系的单位等都有责任；社会责任可指与大社会有关、具有社会意义的责任，包括对国家发展目标、公共卫生、社区健康及保护环境的责任。病人似乎是个人，但病人可以构成一个社群，对病人的责任具有重要社会意义，因此也应是社会责任的一部分。简而言之，公立医院的社会责任就是医院应该采取有利于病人、社区、社会、医院医务人员的行动，力求公平，不偏不倚；即使做不到有利于人，至少不损害他人利益；坚持以人为本，做到对其服务对象人格的充分尊重。”①

笔者认为，公立医院社会的责任是：在某特定社会发展时期，公立医院对其利益相关者（如股东、医务人员、医疗服务消费者、供应商、政府部门、当地社会、所在社区、本地居民等）应该承担的经济法规、伦理自愿以及其他相关的责任。其中，经济责任包括提供安全的医疗产品、优质的医疗服务、创造更多的就业机会、创造和积累医院正常盈余，法规责任包括遵守国际公约、遵守国家现行的医疗法律、法规、诊疗护理常规及行业的道德标准、执行医院内部的规章制度，伦理责任包括维护患者权益、维护医务人员权益、积极参与当地社区医疗和文化建设、保护当地环境，“自愿性慈善责任主要包括扶贫帮困、赡养孤寡、参与公益捐助等”②。

（二）公立医院应承担的内部责任

公立医院内部社会责任强调对公立医院内部生态的社会责任，是指公立医院要营造一个适宜于医务人员工作与发展的内部环境，保护医务人员的合法权益，以吸引优秀的医务人员。

公立医院应以妥善保障医务人员的基本权益为要务。如工资报酬与职务津贴，基本医疗保险、养老保险与失业保险，工休时间规定与足量加班补贴、接受培训与晋升加薪，等等，都应该得到足够的重视与保证。同时，公立医院内部社会责任还强调，在公立医院体制改革中要避免国有资产流失，促进国有资产的保值、增值，为优质、廉价、高效的卫生服务提供物质保障，促进医院的可持续发展。

1. 对医院的业绩负责

只有创造出优秀的业绩，才有能力提高医务人员的福利待遇，才有实力承担其他方面的社会责任，一个业绩糟糕、无力生存的组织是没有办法承担社会责任的。因此，公立医院要真正做到以人为本，以患者为中心，提高社会满意度，促进社会和谐；要简化医疗流程，加强质量管理，提高医疗服务质量；要运用经

---

① 邱仁宗：《医院的社会责任：伦理学视角》，载《医学与哲学：人文社会医学版》，2006 年第 6 期。

② 李明学：《GF 医院对患者履行的社会责任研究》，华南理工大学硕士学位论文，2008 年。

济、财务管理知识，采取必要的增收节支手段及绩效考核办法经营和管理医院，以适应市场经济规律，保证医院正常、健康运行；要运用先进的医疗技术和科学的管理手段提高工作效率和经济效益；要注意促进国有资产的保值、增值，促进医院的可持续发展。

2. 对医务人员承担的责任

医务人员的行为直接影响患者及其所接触到的医院的其他利益相关者，因为医务人员是医院业务流程的直接操作者，医院的有关计划和决定都要由医务人员去执行，医务人员的良好表现有助于医院提高患者的满意度和忠诚度。

在智力资本日益重要的知识经济时代，医务人员的重要性日益凸显，医院要让其外部利益相关者满意，必须首先要让其内部利益相关者——医务人员满意。因此，要善待医务人员，即保障医务人员的薪酬和福利待遇，工资报酬要达到法律或行业规定的界限，能够满足医务人员及家庭的基本生活，及时发放医务人员的工资；为医务人员提供健康和安全的工作环境，对医务人员进行安全培训，避免工伤发生，定期组织健康体检；与医务人员签订公平的劳动合同，尊重医务人员人格，不得对医务人员进行精神和肉体的侮辱；对医务人员进行教育和培训，鼓励、支持医务人员进行科研，定期选派优秀医务人员外出继续深造学习；工作时间和加班时间不超过国家标准，且加班应该是自愿的并得到高于平时工资的加班费；确保医务人员共享组织发展成果等。公立医院内部责任模型如图 4－2 所示。

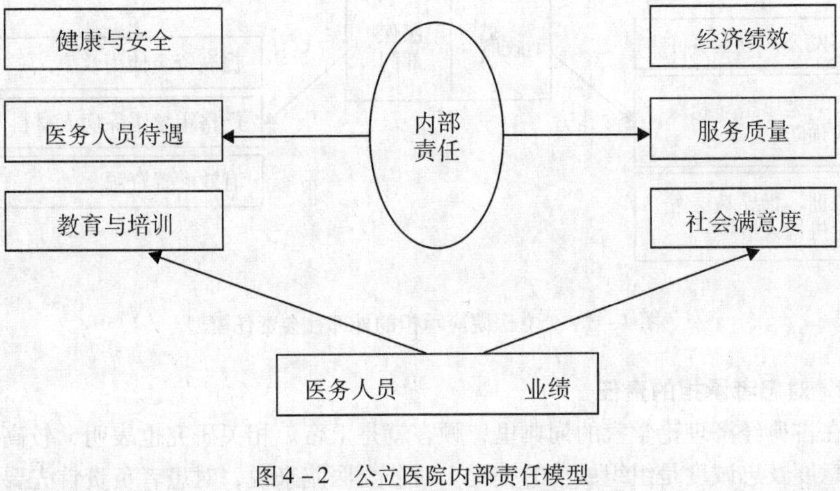

图 4－2　公立医院内部责任模型

（三）公立医院应承担的外部社会责任

公立医院外部社会责任强调对公立医院外部生态的社会责任，公立医院外部生态关系包括医患关系、医医关系和医际关系。首先，公立医院要与医疗服务对象建立诚信与合作的良性关系，在外部生态关系中，医患关系是最核心、最本质的人际关系，建立和谐的医患关系，尊重与维护患者权益，避免信息不对称而忽视患者的主观意愿，以及恰当地处理各类医疗服务过程中产生的争议，对提高医疗服务的效益至关重要。因此，公立医院所提供的医疗服务应该是受公众欢迎的、质优价廉的，并且是能促进社会整体健康水平提高的医疗服务。其次，要建立相互竞争、合作的医医关系和医际关系，公立医院应与其他医疗机构建立一种良性的竞争关系，提高医疗技术水平和服务意识，促进社会卫生资源的整合，达到社会整体利益的最大化。

公立医院基本的社会责任是最大限度地满足患者的医疗保健需求，同时也是政府处置突发公共卫生事件的主要依靠力量，在建设和谐社会的进程中发挥着重要作用。公立医院应承担的外部社会责任模型如图 4－3 所示。

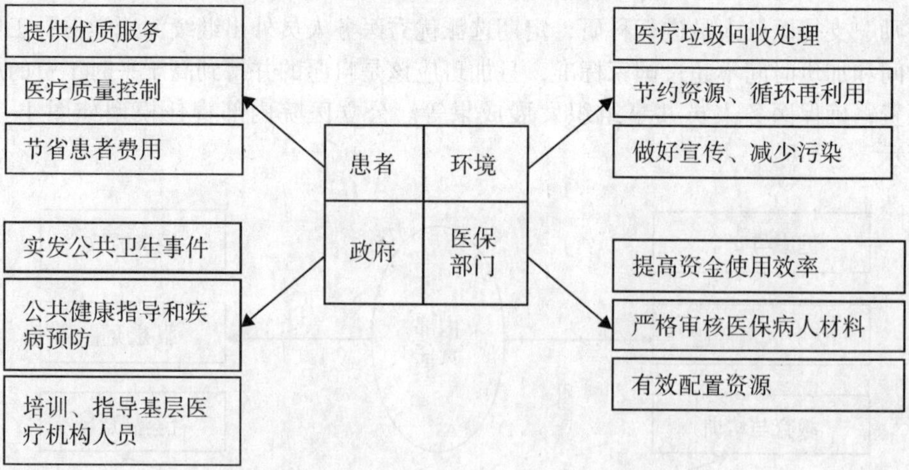

图 4－3　公立医院应承担的外部社会责任模型

1. 对患者承担的责任

在古典经济理论学家的词典里，顾客就是上帝。相关研究也表明，较高的顾客满意度及忠诚度是组织成功的关键。对公立医院来说，对患者负责首先要努力解决人民群众的“看病难、看病贵”问题。这就要求公立医院在医疗活动中合法经营，坚持合理用药、合理检查、合理收费；加强医疗质量控制，为患者提供适宜的技术和优质的服务，平抑快速增长的医疗费用；在经营管理过程中严格执行医院执业规定、技术准入规定、医务人员执业上岗规定和物价政策等国家的各项法律法规；制定针对贫困患者的费用减免政策和医疗救助服务；保障患者的基本权利，如知情同意权、隐私权等；致力于消减医疗事故，提供零缺陷服务，努力提高患者的满意度。

2. 对环境承担的责任

可持续发展是21世纪的全球性战略，也是我国建设和谐社会的重要内容，而保护环境资源又是可持续发展的一项重要内容。这就要求公立医院合理、节约、高效地利用医疗资源，积极寻求资源的循环再利用；从减少环境污染、降低能源损耗、加强环境资源保护等方面入手，推行积极的环境保护政策；主动参与环保事务，降低医院被动遵守现行环境规则的成本，保护生态环境等；严格按照规定回收、处理医疗垃圾，严格控制医用放射性物质。

3. 对政府承担的责任

公立医院是政府处置突发公共卫生事件的主要依靠力量，是政府救助弱势人群的主体，公立医院平时要做好处置各种突发公共卫生事件的应急预案，在人员培训、队伍组建、特殊药品储备以及必要设备的购置等人力、物力、财力方面都要有充分的准备，以随时应对突发事件。公立医院要发挥自己的资源优势，在建设城市社区卫生体系和“新农合”的工作中，积极承担如免费安排基层医务人员进修、培训，派医疗队到基层医院和社区工作，为基层医院提供一定的医疗设备和其他物资支持等扶持基层医疗机构、发展医疗技术、培养基层医务人员等方面的责任。

4. 对医保部门承担的责任

医保部门作为医疗服务的购买方，公立医院要严格审核医保病人的相关材料，杜绝弄虚作假的欺骗行为，要合理配置医疗资源，提高医保资金的使用效率，避免资金浪费。

三、民营医院社会责任的内涵

我国民营医院产生于20世纪80年代。民营医院一直处于小规模发展状态，直到2001年9月中国开放医疗市场之后才得到真正大规模的发展。刘薇、刘善玖、吴端亮认为：“民营医院经过30多年来的发展，到现在它已经成为了我国医疗卫生行业的重要补充力量，打破了长期以来我国医疗行业由公立医院垄断的局面。民营医院的发展，与公立医院形成了互补的态势，客观上为消除由公立医院垄断所造成的群众‘看病难、看病贵’现象发挥了积极的作用，推动着我国向人人享有卫生保健的目标迈进。"①

刘薇、刘善玖、吴端亮认为："当前，民营医院经营者不断地提倡诚信经营、规范服务，强调要履行社会责任，说明民营医院经营者已经逐步认识到应由通过广告宣传吸引患者这种肤浅的经营方式开始向承担社会责任这一更深层次的经营理念转变。"② 这是民营医院管理者价值观的一次重大转变。但是，民营医院毕竟还是新生的事物，它还有着许多不完善的地方。最近频繁曝光的如虚假广告、乱收费、违规操作等问题，就是对民营医疗市场的最好警示。虽然曝光的这些问题只是出现在少数民营医院，但却影响着整个民营医疗市场，给民营医院的发展造成了极大的负面影响。

（一）民营医院社会责任的定义

民营医院与公立医院在性质上有着根本区别，公立医院是非营利性的社会福利性医疗机构，而民营医院是追求利润最大化的企业型的医疗机构。由于民营医院与公立医院的性质不同，这就决定了二者所承担的社会责任也是不同的。我们不能要求民营医院履行同公立医院一样的社会责任，这样的要求也是不现实的。民营医院的社会责任更多的是考虑自身的生存和发展，兼顾社会公益事业。因此，民营医院承担社会责任应该注重扩大医院自身的利润，同时还要顾及社会效益的积累。

关于民营医院社会责任的定义及其内容，刘薇、刘善玖、吴端亮等在《浅论民营医院的社会责任》中认为："就民营医院而言，社会责任并不仅仅是医院平时所做的义诊体检、优惠病房、便民服务，也不仅仅是去帮助人们了解医疗保健知识和健康需求，还有更重要的是要与社会群体和服务环境之间，建立一种诚信的服务形象，也就是指民营医院的社会目标。"③ 汪筱兰认为："在利益相关者视角下，企业社会责任是企业在追求股东利润最大化过程中，主动维护非股东利益相关者的利益。对民营医院而言，利益相关者由多个主体组成。投资者和债权人为民营医院提供资金，资金对民营医院的生存和发展起着重要作用；民营医院的医护人员提供知识和服务，直接影响医疗水平和服务质量；患者是民营医院服务产品的最终评判者，直接影响民营医院的经济效益；相关供应商（医药、医疗器械等生产厂家）则提供能源和原材料；政府提供民营医院运行的政策与法律环境；竞争者影响民营医院的经营环境。此外，民营医院与当地社区公众之间

---

①②③ 刘薇、刘善玖、吴端亮：《浅论民营医院的社会责任》，载《赣南医学院学报》，2008 年第 5 期。

也存在一定的利益关系。"①

因此，参照公立医院社会责任的定义，笔者将民营医院社会责任定义为：在某特定社会发展时期，民营医院对其利益相关者（如股东、医务人员、医疗服务消费者、供应商、政府部门、当地社会、所在社区、本地居民等）应该承担的经济法规、伦理自愿以及其他相关的责任。

民营医院具有医院和企业的双重属性，它所承担的社会责任既具有企业的社会责任属性，也具有一般医院所具有的共同要求。然而，民营医院的社会责任，究竟包含哪些内容，主要反映在哪些方面，目前在学术界尚无定论，从查询的众多资料中来看，多数民营医院的管理者已经意识到或已经开始强调民营医院应履行社会责任，主管部门针对当前民营医院所存在的问题也呼吁其必须承担起社会责任，但具体的社会责任是什么，并无下文。结合公立医院社会责任的有关内容，笔者将民营医院的社会责任综合归纳为内部责任与外部责任。

（二）民营医院应承担的内部责任

民营医院的内部责任，也就是民营医院在经营过程中应承担的最起码的社会义务或道德义务。民营医院作为治病救人的医疗机构，其行业的特殊性决定了它与其他性质的医院一样必须履行救死扶伤、防病治病这一基本的社会责任。民营医院的内部责任，其指向对象主要是医务人员及医院。

1. 关爱职工

民营医院的职工是医院的最大财富，他们的行为直接影响着医院的生存与发展。因此，民营医院应当承担起对医院职工的责任。对医院职工的责任主要体现在三个方面：一要为职工提供充分发挥自己才干的工作环境和生活条件，让职工在医院里能够找到家的感觉，有归属感；二要对职工的身心健康负责；三是充分调动职工的积极性，培养他们的整体配合意识和质量保证意识，要求他们把医疗服务质量视为医院的生命。

2. 发展医院

着眼医院的长远目标，保证医院的长期稳定的生存和发展也应属于民营医院的基本责任范畴。只有当民营医院能够生存和发展下去时，民营医院才能够履行更多的社会责任。民营医院要有良好的发展，依靠的是科学的经营管理理念以及规范的服务体系。因此，民营医院必须做到四点：一是严格执行国家药品价格和医疗服务项目收费政策；杜绝自立收费项目，分解项目、比照项目收费和重复收费，做到收费项目和标准公开、透明。二是加强管理，做到制度健全、职责明

① 汪筱兰：《我国民营医院的社会责任探讨》，载《卫生经济研究》，2009 年第 7 期。

确、责任到人，保证医院业务技术运行规范化、科学化。三是建立和完善畅通的医患沟通渠道和病人投诉处理机制，妥善解决病人意见和投诉，诚恳接受患者和社会监督，不断提高医疗服务水平。四是在注重经营和成本核算的同时，努力降低病人医疗费用。民营医院应承担的内部责任模型如图 4 - 4 所示。

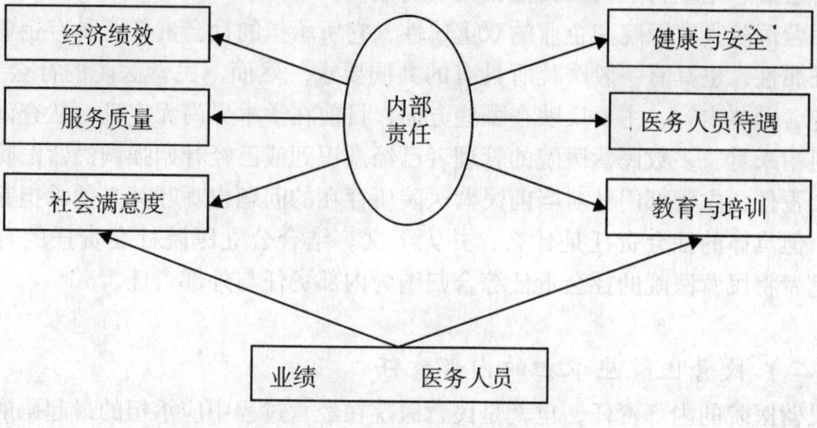

图 4 - 4　民营医院应承担的内部责任模型

（三）民营医院应承担的外部社会责任

民营医院的义务责任，就是指民营医院作为法人而存在的社会医疗组织，对国家和社会应当履行的社会公共义务。这一义务包括治病救人、依法执业、诚信经营、保护环境、规范医疗等方面。这一内部责任的对象是国家和社会公众。民营医院应承担的外部社会责任模型如图 4 - 5 所示。

1. 治病救人

医院自产生以来，其最基本的职责就是救死扶伤。因此，“民营医院要承担的最基本的社会责任就是向就医患者提供良好的医疗卫生服务，最大限度地满足不同层次人们的医疗保健需求”①。民营医院对就医患者的责任包括治疗和服务两个方面。与公立医院相比，我国民营医院初具雏形，无论是在医疗技术水平还是在医疗设备方面，都处于相对弱势地位，对疾病治疗的成功率也与公立医院存在着差距。因此，民营医院可以利用其机制的灵活性，大力引进优秀的医护人员，保证医护人员持证上岗，为就医患者提供安全、优质的医疗卫生服务，是其

① 参见刘薇、刘善玖、吴端亮：《浅论民营医院的社会责任》，载《赣南医学院学报》，2008 年第 5 期。

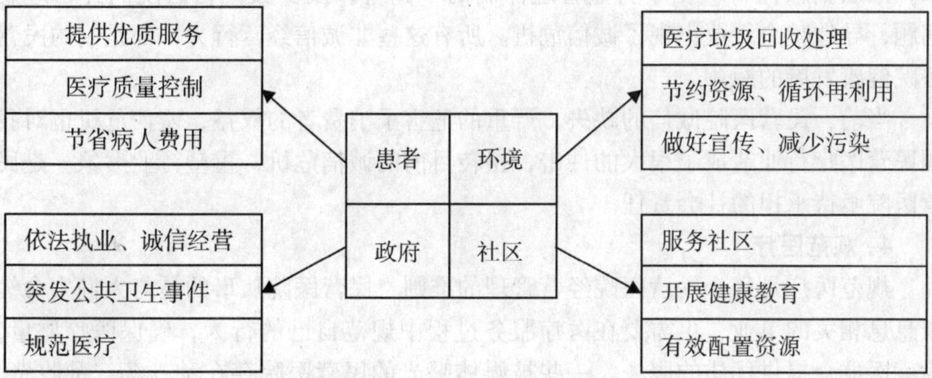

图4-5　民营医院应承担的外部社会责任模型

一项最基本的社会责任。

同时，坚持以病人为中心，依法维护病人权利，尊重病人的知情权、隐私权和选择权；努力改进服务流程，提供高效、便利的服务，营造良好的人文、绿色就医环境，最大限度地方便病人就医，使患者在就医过程中做到“五个知道”、“五个明白”；以良好的服务态度，规范文明的服务用语，开展诚信医疗服务，构建和谐的医患关系；严格遵循医疗原则，合理检查、合理治疗、合理用药，禁止诱导过度医疗服务等都是民营医院应履行的基本社会责任。

2. 依法执业

民营医院作为法人组织，首先，必须具备法人所构成的基本要件，这是民营医院能够合法合规履行义务和责任的前提条件；其次，在经营过程中，必须接受主管部门的督促检查，合法经营，依法行医，照章纳税，回报国家，回报社会。因此，民营医院的医务人员、投资方和管理者，必须学习、贯彻党和国家的卫生工作方针政策，严格执行国家、相关部门的法律法规、规章制度，依法执业。严格临床医务人员管理，加强技术、医德医风和“三基三严”培训教育。保证医护人员从事临床业务工作持证上岗，杜绝无证行医。严格医疗质量管理，确保医疗安全。

3. 诚信经营

民营医院是企业，它的一个重要社会责任就是不能侵害消费者和社会的权益。作为一个新生事物，我国民营医院还显得很幼稚。做广告是民营医院目前最为热衷的营销方式，民营医院通过各种媒体广告来宣传自己，抢夺市场，获得病人资源。然而，“民营医院的资金来源于民间资本，由于少数投资者的急功近利，刻意追求资本的快速回收，他们往往就会做虚假广告，夸大疾病的治疗效果，来欺骗患者”[1]。由于行业管理体制的不完善以及少数民营医院的经营理念问题，导致整个行业出现了诚信危机。所有这些非诚信经营行为，都是制约民营医院健康发展的瓶颈。

当前，民营医院诚信的缺失，严重的危害了消费者的权益，诚信危机也对我国民营医疗行业造成了很大的冲击，扭转目前的诚信危机，重塑行业形象，是民营医院亟待承担的社会责任。

4. 规范医疗

规范医疗是每个民营医院经营管理的准则。民营医院从事的是与人们生命健康息息相关的事业，更需要在医疗服务过程中规范自己的行为，确保医疗质量，为就医群众提供优质的服务。一些被媒体曝光的民营医院存在乱开药、乱收费、私自开设诊疗项目等违规行为，这给整个民营医疗行业造成了不良的影响，为民营医院的发展带来了不少障碍。因此，民营医院要严禁以“回扣”、医托等非法手段欺骗、招揽病人；严格药品、设备和耗材管理，保证医院所用药品、设备和耗材均由正规、合法渠道采购，杜绝使用假冒伪劣药品、耗材。民营医院要想能够长期生存和发展下去，就应积极努力地去规范自己的医疗服务行为，做到一切以病人为中心，一切从病人的利益着想，处处体现为人民服务的社会责任理念。

5. 保护环境

民营医院的发展需要一个和谐的社会环境和自然环境，因此，保护环境也是民营医院的一个重要社会责任。保护环境，民营医院可以做的事情很多，如承担关于保护环境的教育引导职责。我们日常的很多疾病都是由环境污染所引起，民营医院作为社会的一个医疗卫生机构，有责任在日常的诊疗服务过程中做一些宣教工作，教导人们注重环境保护，让人们知道如何在日常生活中参与环境保护，通过保护环境来预防一些疾病的产生。还有最重要的是从自身做起，在诊疗过程中注重医疗垃圾和废水的规范处理，积极预防院内感染。

6. 服务社区

民营医院是社会的一分子，理应担负起服务社区的责任。民营医院承担服务社区责任的主要形式有三种。

第一，协助政府处理突发性公共卫生事件。民营医院作为我国卫生领域的一股重要力量，应积极投身于突发公共卫生事件的处置中去，承担起相应的义务。为此，民营医院平时就应当做好处置各种公共卫生突发事件的应急预案，在人员培训、队伍组建、特殊药品储备以及必要设备的购置等人力、物力、财力方面都

---

① 参见刘薇、刘善玖、吴端亮：《浅论民营医院的社会责任》，载《赣南医学院学报》，2008 年第 5 期。

要有充分的准备，随时应对突发事件。

第二，送医下乡，为民义诊。回报社会、服务社区，是当今企业界积极倡导的道德行为。民营医院应积极开展送医下乡、为民服务等社会公益活动，并以此作为回报社会、回报患者的一种形式，这不仅能使需要帮助的人感受到温暖，而且还能提升民营医院的品牌形象，改善医患关系，达到双赢。

第三，开展健康教育，普及卫生知识。民营医院不仅要治病救人，还应适当参与疾病的预防和控制。在社会大众中普及卫生知识，增强人们防病治病的意识，从而逐步培养良好的卫生习惯，形成健康文明的生活方式，让人们有更高质量的生活水平，这也是民营医院应履行的社会义务。

第二节　医院履行社会责任的价值诉求

党和国家历来十分重视和关注医疗卫生事业的建设和发展。近年来，党和国家在着力解决人民群众"看病贵、看病难"机制、体制诸方面，做了很多卓有成效的努力。"把改革发展取得的各方面成果，体现在不断提高人民的生活质量和健康水平上，体现在为不断提高人民的思想道德素质和科学文化素质上，体现在充分保障人民享有的经济、政治、文化、社会等各方面权益上。"[①] 党在"十七大"报告中掷地有声地诠释了"团结、和谐、发展"的主题，"以人为本"不再是一句空洞口号，而是落实在党和政府各项亲民、惠民的政策和实际行动中。

从价值论角度看，责任具有实践的品格，责任的履行是产生巨大外在价值的根据。任何社会组织在其所处的社会中存在价值都是以其社会责任为基本前提的。责任问题不仅是一个理论问题，更是一个实践问题。作为一个实践问题，"责任问题的研究离不开价值论的视野，责任问题本身就是一个价值问题"[②]。在构建社会主义和谐社会的今天，责任是社会整体和谐的基本保证。医院只有在医疗卫生的实践中，才能不断地实现其社会责任的价值。

医院社会责任的价值诉求，是以保护人民群众的生命健康为目标，以客观需求为原则，以社会效用为补充，与社会主义市场经济相适应的公平正义观。医疗卫生的公平正义性，也称人人平等享有卫生保健原则，是指每个社会成员在医疗卫生健康权利上都能得到公正地对待。其反映了在生命和健康面前人人都是平等

① 摘自胡锦涛在党的"十七大"上的报告（2007 年 10 月 24 日）。

② 参见奚松：《公立医院社会责任的边界与价值诉求》，载《中国医院》，2009 年第 4 期。

的，社会中的每个成员都必须为健康尽义务并享有平等的健康权利。医院履行社会责任价值诉求可以从五个方面来看。

一、政治诉求

从政治维度来看，健全社会主义医疗卫生保障是医院不可推卸的历史使命。

我国是社会主义国家，医院特别是公立医院是作为国家公共卫生医疗机构的主体而存在的，肩负着社会基本医疗保障和公共卫生服务的重担。社会主义初级阶段和社会主义现代化建设是我们当前最大历史使命，因为它代表着人民群众最根本的利益。公立医院的社会责任是公立医院生产关系最直接、最集中的反映，它必须体现社会主义初级阶段和社会主义建设这一历史使命。因此，“医院社会责任的形成是以我国政治特征为基础的，应体现国家统治阶级的利益，应具有鲜明的政治功能和政治属性”①。

当前，在全面建设小康社会和构建社会主义和谐社会的进程中，医院的社会责任不仅关系到个体的局部利益，而且关系到国家和社会的全局利益以及人民群众的根本利益。因此，“必须从全面建设小康社会和社会主义和谐社会的高度审视医院的社会责任，从以疾病为中心向以病人或以人为中心转变”②。

以人为本的理念及新的医学模式要求医院必须从人全面发展的高度，来认识自己对人类及社会所承担的历史责任。以人为本的理念及新的医学模式要求医院的服务模式不断创新，形成“以病人为中心”的服务理念。

在构建社会主义和谐社会的进程中，我们必须以实现人的全面发展为理念，摆脱传统医院服务观念的束缚，重新考察公立医院社会责任。

要实现健全社会主义医疗卫生保障这一医院社会责任不可推卸的历史使命，要用科学发展观指导医院的建设和发展。党的十六届三中全会提出，坚持以人为本，树立全面、协调、可持续的发展观，促进经济社会和人的全面发展。这是以胡锦涛同志为总书记的党中央以邓小平理论和“三个代表”重要思想为指导，从新世纪新阶段我国社会主义现代化建设发展的全局出发提出的重大战略思想，闪耀着马克思主义、毛泽东思想的世界观和方法论的理论光辉，是我们全面建设小康社会的指导方针，也应该是我们医院建设和发展、经营和管理的唯一正确的指导方针。

发展是硬道理。30 多年来的我国医院社会责任建设发展的成功实践证明了

---

① 参见王俊华：《当代卫生事务研究：卫生正义论》，科学出版社 2005 年版。

② 参见赵增福主编：《医院管理伦理学》，军事医学科学出版社 2003 年版。

这一点，医疗资源短缺、医疗服务能力和水平还远远不能满足人民群众医疗健康需求，发展仍然是硬道理，仍然是我们卫生事业的第一要务。但是，发展要讲新道理，这新道理就是科学发展观，要讲科学发展、全面发展、可持续发展。要把实现人民的意愿、满足人民的需求、保障人民权益的理念贯串于医院发展和医院工作的始终和全部，着力打造人民心中的医院。

要处理好规模扩张型发展与内涵建设型发展的关系。从实际出发，根据需要和可能，适度扩大规模，推行规模经营战略，形成规模效益是必要的。但是，我们应该把更多的注意力、把工作重点放到医院的内涵建设上来，内涵建设是医院全面、协调、可持续发展的关键。医院内涵建设的核心是质量和诚信，各级医院要从盲目扩展地盘、增加床位、购置高新设备的扩张型发展转变到依靠科技进步、提高人员素质、树立社会诚信、创新服务模式、拓宽服务领域、充分发挥资源效益的内涵建设上来，把服务市场做大，把临床学科做强，把医疗技术做精。

要特别注意学科的建设、技术的进步和员工的全面发展，可以说这些是医院发展的核心。医院的全面、协调、可持续发展关键在学科，归根结底在人。要注意员工的知识、智力、素质和觉悟的全面培训和提高，因为员工的能力、品德、经验和形象决定着医院的服务质量和水平，决定着医院的社会诚信和形象，要充分发挥员工在医院发展和建设、经营和管理中的积极性和创造性，高素质的团队是真正的胜利之师，是医院全面可持续发展真正的力量之源。因此，医院要适应中国特色社会主义政治现状，理应要用科学发展观指导医院的建设和发展。

二、经济诉求

从经济维度来看，优化配置资源，最大限度地满足人民群众的健康需求是医院社会责任的本质属性。

在中国特色社会主义市场经济中，医院的市场经济行为需要合理的公立医院社会责任的规范。经济基础决定上层建筑，上层建筑必须与经济基础相适应。医院社会责任作为上层建筑，应与中国特色社会主义市场经济条件下的经济基础相适应。

要处理好经济效益和社会效益的关系。改革开放之前，由于长期片面地强调医疗卫生事业的福利性，特别是在计划经济条件下忽视了经济效益，必然导致公立医院无视经济活动中的社会责任；改革开放以后，由于经济利益的诱惑力和利益的驱动力，引发了许多非道德的医院经济管理决策和医疗经济行为，忽视了社会效益。医疗服务是一项社会公益事业，作为医院，承担着救死扶伤、为人民群众提供基本医疗服务和公共卫生等社会突发事件的医疗救治服务，肩负着重要的社会责任，是党和政府的服务型窗口行业，要体现社会的公平、体现党和政府的形象，应该把社会效益放在第一位。医院作为一个经营实体，要充分发挥其资源效益，提高经营效率，必须讲经济效益，不讲经济效益不叫医院管理，经济效益是医院可持续发展的基础和保障，也是可以提供更多更好的社会服务、显示社会效益的基础和前提。社会效益是医院的职责义务，同样也是医院的社会信誉、人文品牌，蕴涵着无价的效应和效益。医院要认识这种辩证关系，正确处理这种关系，努力实现社会效益和经济效益的同步增长。

医院的医疗服务目的是为了最大限度地满足人民群众医疗、保健及健康的服务需要；而医院经济管理的目的是合理利用有限的社会卫生资源，以取得最大的经济效益和社会效益，最终还是服务于人民大众的健康需求，其“逐利”的目的是“逐益”。“医院的社会属性要求其经济管理要以人为本，即不能以追求最大经济利益为出发点，而是要以为人民群众提供价廉、质优的医院服务为己任。”① 这就需要医院的行为既要符合市场经济原则的要求，也要体现医院的公益性；医院在其经济管理中既要体现公益性，完成国家赋予的责任，又要维护医院的自身利益，保证其自身的可持续发展。医院社会责任在兼顾两者利益的基点上是一致的、统一的。如果医院在医院经济管理中忽视其社会责任，不注重加强自我约束能力的提升，而是一味地为了医院自身的和短期的利益，过度或放任使用医疗卫生资源，其市场化的单纯逐利行为会导致卫生的公平性缺失和公益性淡化。因此，“医院要适应中国特色社会主义市场经济，理应把社会效益和经济效益结合起来”②。

三、法律诉求

从法律维度来看，法律责任是医院社会责任的最基本要求。

医院是具有独立法人资格的实体，中国特色社会主义市场经济体制本身就具有法治属性，医院作为职责统一的相对独立的经营实体，其运行中经济活动必须符合市场经济的法治要求。认真贯彻执行国家卫生法律法规，定期对全院医护人员进行职业技能及最新医疗法规培训，全面推行医院院务公开制度，接受全社会对医疗机构的监督，让人民群众明明白白看病，是医院履行法律社会责任的表现之一。

---

① 李永生：《论社会主义市场经济与医院的社会责任》，载《中国医院管理》，2006 年第 1 期。

② 参见郑大喜：《公立医院社会效益和经济效益的辩证关系》，载《现代医院管理》，2005 年第 4 期。

例如,《医疗事故处理条例》加强了对医院的社会监督,要求医院增强责任感,切实采取有效措施加强内部规范化管理,努力提高医疗质量。2007 年实行的《医疗广告管理办法》对频繁曝光的医院虚假广告问题敲响了警钟。此外,卫生以外涉及社会责任的国家法律和部门法规也规范了医院的运作,如新的《公司法》增加了"公司社会责任"的内容、2007 年颁布的《劳动合同法》注重了对劳动者权益的保护。

前文的分析中也提到,依法执业是民营医院的基本社会责任之一。其实,无论是对公立医院还是对民营医院来说,依法执业都是医院的基本社会责任。民营医院作为法人组织,首先,必须具备法人所构成的基本要件,这是民营医院的前提义务责任。而作为医改的方向之一,公立医院法人治理问题也成为关注的热点。其次,无论是民营医院还是公立医院,在经营过程中,必须接受主管部门的督促检查,依法行医,合法经营,回报国家,回报社会。因此,民营医院的医务人员、投资方、管理者以及公立医院的医务人员、管理者等,都必须学习、贯彻党和国家的卫生工作方针政策,严格执行国家、相关部门的法律法规、规章制度,依法执业。保证医护人员从事临床业务工作持证上岗,坚决杜绝无证行医。严格临床医务人员管理,加强技术、医德医风和"三基三严"培训教育。严格医疗质量管理,确保医疗安全。这些都是医院法律社会责任的表现。

遵守法律是医院社会责任的最低要求。当前,我国财政对卫生事业的支持还存在很大的不足,医院在体现其公益性和求得生存与发展之间,容易顾此失彼。在处理目的与手段矛盾时,医院经营本身不是目的而是手段,目的是为人民群众提供更多、更好的医疗卫生保健服务,这就确立了社会效益第一的目标,以法律法规来规范自己的市场行为,使医院管理中的各项措施在重视经济效益的同时更要体现社会责任。遵纪守法、依法经营是对医院的最基本要求,医院的行为必须置于中国特色社会主义的法律规范体系中。因此,法律责任是医院社会责任的最基本要求。

同时,医院法治化是其承担社会责任的基本特征。社会主义中国是法治社会,法治是国家和社会得以正常运行的重要条件。医院存在的权力都是社会契约授予的,因此医院具有依法行医的义务。医院社会责任的法治属性有利于保障国家利益、社会利益、就医群众和医务人员的根本利益。

四、科技诉求

从科技维度来看,推动医疗科技水平进步是医院社会责任的现实需要。

科学技术是第一生产力,科学技术是影响当今社会发展最主要的因素。医学成为一门学科，它应用科学的方法去探寻精确的医学知识，并能产出能够应用的技术。科技的发展改变了医患关系，同时又加速了医学社会化和大众化的进程。医院的发展离不开科技的进步和运用。在中国特色社会主义市场经济条件下，医院社会责任既要适应经济体制由计划经济向市场经济转变以及经济发展方式由粗放型向集约型转变的需要，又要适应改革和社会的发展。

健康是人生最宝贵的资产，而近些年来，随着人们生活方式、生活环境等因素的改变，人类的健康问题面临着越来越严峻的威胁。当前国家大力进行医疗卫生体制改革，着力构建生命保障的安全网，对于医院而言，如何满足人们日益增高的就医需求以及实现其自身科学发展，成为医院管理者们不得不深思的问题。而医疗技术创新，不仅是医院自身发展的需要，更是医院履行社会责任的需要。

随着知识水平的提高，人们对就医的期望值也在不断加强。医学模式由传统的生物医学模式向生物、心理、社会的多元化医学模式转变，由此带来医院功能由单纯的诊疗转变为预防、保健、诊疗和康复等相结合，使医院内服务向院外延伸，医疗技术创新也就势在必行。

事实上，“医疗技术创新”早已不是一个新鲜名词，医学的每一步变化，都伴随着新技术的产生，新技术为医疗模式的改变打下了基础。随着现代生物科学、信息科学、材料科学、计算机科学、网络技术等学科的深入发展，医疗专家学者们一直都在不断地探索，努力拓宽医疗技术创新的源泉，积极推广科研成果、大胆进行技术改造，依托高精尖设备开展技术创新，确保了医疗技术的安全性，提高了医疗技术创新的质量，以此满足患者不断增长的就医需求，比如各种更为先进的医疗技术和设备在医学临床领域的广泛应用。

20 世纪 80 年代，腹腔镜、胸腔镜等医疗微创设备在临床上被广泛应用，宣告了微创技术的在中国内地医疗市场的兴起。它主要以切口小、创伤小、恢复快、痛苦少为特点，极大地区别了传统手术的大面积创伤给患者带来身体上和心理上的双重痛苦，微创手术更注重病人的心理、社会、生理（疼痛）、精神风貌、生活质量的改善与康复，最大限度地体贴患者、减轻患者的痛苦。如今微创技术日趋成熟，几乎涵盖外科手术的各个领域，在实现传统治疗功能化保留外，更凸显了人性化的治疗理念，这也正是医疗技术创新所追求的核心价值。

医疗技术创新，不单是一个纯技术性问题，其核心是以“人”为本，为人着想、替人服务。它的原始动力是为了满足患者的现实需要，更好、更高效地保障人们的生命、健康，提升人们的生活品质。从更大的意义上讲，医疗技术创新在推行全民健康管理，维护人民群众身体健康乃至促进社会和谐健康、可持续发展，都具有非常重要的意义。所以从这个层面上讲，医疗技术创新不仅是医院实现自身发展的必要条件，更折射出医院对维护人类健康所彰显的一种与时俱进的社会责任。

医院要为医学科技进步开辟道路，利用科技的发展来提高治疗和预防疾病的水平。现代化设备是医院的重要优势之一。但不能只看到现代化设备的优越性，还要警惕其带来的“负效应”：技术的革新导致费用的上涨和病人负担的加重；对技术的过分依赖导致医患关系缺少了必要的爱与同情，如何正确处理医护人员和科技设备的关系已变得日益重要与艰难。因此，“医院社会责任必须适应医学科技发展所带来的影响，包括医学科技研究和医学科技使用的责任”①。

五、人文诉求

从人文维度来看，以人为本是医院社会责任价值观最核心的体现。

随着医学模式的改变，医院职能也在不断扩大。在社会制度和医学模式等多种因素影响下的传统医院，往往重个体而轻群体，重诊疗而轻预防。即关注个体病人的健康，强调对病人疾病的临床诊治负责，忽视群体的社会预防和社会保健服务的社会责任。医学服务形式从医疗型向医疗预防保健型转变，医学服务管理要把提高效率放在第一位。效率决定了医院的发展速度，在市场经济条件下，只有提高效率、加速医院发展、不断增强医院的竞争力，医院才有立足之地，才能为医疗服务提供更丰富的物质基础。

无论是服务的客体患者，还是服务的主体医护人员，都是社会生活中重要的角色。因此，人性化的医院文化不仅能解除患者的生理病痛、心理困惑，还能够从内心深处促使医护人员产生自觉优质服务的动力。

人性化医院文化是构建和谐社会的需要。建立和谐社会的主要任务之一就是坚持以人为本，把广大群众的根本利益实现好、维护好、发展好。医院多站在患者的角度提供人性化服务，让人们看得起病、看病方便，即实现了这一理念，医院应责无旁贷地承担起这一社会责任。

人性化医院文化符合现代医学发展的必然趋势。医学的本质是人学，人的本质属性是医学实践的核心和出发点。20 世纪 70 年代，恩格尔（Engel，1976）首先提出了生物 - 心理 - 社会医学模式后，医学的目的渐由减轻或解除患者病痛向人群健康和为人们的生理、心理、社会等方面提供健康服务转变。患者到医院就医，除了需要解除生理上的病痛之外，更需要人文关怀，坚持为患者提供全方位人性化服务将成为现代医学发展的必然趋势。

人性化医院文化是提高医院管理水平的基础。医院文化的主要实施者是广大

① 参见周海春：《中国医德》，四川人民出版社 2002 年版。

医务人员，建立和谐、积极向上的共同价值观、行为规范准则，不仅能够建立和谐的工作氛围，还能在职工中产生向心力、凝聚力、发展力，人性化的医院文化恰恰能够提高医院文化的科学内涵，提升医务人员自觉献身医疗事业的决心。有了这一精神动力，各项医院管理工作不愁上不去。

“公平正义”应当是医院社会责任的主要价值取向追求。“公平正义不仅是医药卫生界的优良传统，实现公平正义更是医药卫生界的神圣职责。”① 一定时期，一个国家的医疗卫生资源是有限的，而人们的医疗需求则是无限的和不确定的，如何让每一个人享受到卫生公正、健康权利的均等化、发展成果全社会共享，这既是一个难度很大的卫生伦理问题，也是一个国家必须高度重视和大力解决的社会问题。目前，不公正的医疗卫生现象迫使我们追求卫生的公平正义。实践公平正义能够保障公民享有健康的基本权利，有利于实现“以人为本”的社会发展目标，促进社会的和谐发展。

第三节　强化医院社会责任的重要意义

随着社会发展和人们对医疗服务要求的不断提高，医疗服务市场竞争将由现在的技术、价格、文化的竞争转向更高层次的社会责任竞争。我们要认识到承担社会责任，是着眼于医院未来发展的一项长期投资，是医院无形资产的提升和再造，要从构建和谐社会的高度来承担医院的社会责任，用高度的社会责任缔结医院的核心竞争力。深化医院的社会责任意识和行为，用低廉的费用提供优质的服务是医院获得核心竞争力的关键，且得到的回报也是长期的、稳固的。

就医疗行业而言，它的公益性决定医院要比其他社会组织更加注重社会责任管理。医院的社会责任是随着医院的产生而产生的，并在不断地影响着医院的生存和发展。随着医疗市场的改革，其产生的作用也越来越大。因此，医院在经营过程中必须要明确其社会责任。强化医院的社会责任，主要有四个方面的意义。

一、有利于明确医院的工作定位

医院的服务对象是人，世上没有比人的健康和生命还要更值得珍惜的。而维护保障人民群众身体健康，各级医院机构责无旁贷、首当其冲。随着社会进步与

① 奚松：《公立医院社会责任的边界与价值诉求》，载《中国医院》，2009 年第 4 期。

发展，医疗模式也发生了变化，不仅仅是简单的“头痛医头，脚疼治脚”，大量心理的、行为的精神和思想慰藉，贯串于生物医学之中。“医乃神术、大医精诚”这也是人民群众热切期盼的“安抚疗法”和“心理疗法”，其作用与意义不可小觑。

医院内涵建设与社会责任息息相关，密不可分。医院内涵建设越扎实，综合规模实力越强，医院承担社会责任也就越大，地位也越高；反之，则会萎缩停滞不前，在优胜劣汰市场竞争法则下淘汰出局。明确医院的社会责任，可以促进医院在获得利润的同时能够兼顾社会效益的积累。建立社会主义市场经济体制，必然引起人们思想观念和思维方式的变化。医院改革必须正视并正确对待市场经济的双重影响，也就是既不能因为追求经济效益而不考虑医疗事业的特殊性，完全照搬市场机制，以价格作为杠杆，不保证公正施治；又不能因为医疗服务的特殊性忽视了主动适应市场经济的发展。因此，医院要积极加强精神文明建设或构建医院文化，使医务人员真正增强同市场经济相适应的自主、自强和自律意识，通过引入一定的市场机制来把医院建设好，构造起有中国特色的适应社会主义市场经济的医疗服务体制。

实行社会责任战略能使医院的品牌定位得到巩固，有利于促进医疗市场份额的增长。无论什么样的医院，科学的经营管理永远是第一位的，定位对于医院来说是非常重要的。医院在对自身情况进行了全面的 SWOT（优势、劣势、机会、威胁）分析后，才可能进行科学的市场定位。影响医院定位的重要因素就是医疗服务的差异化，包括服务定量、提供方式、服务态度等。对医院进行 SWOT（优势、劣势、机会、威胁）分析是定位的基础，现在，有竞争力的医院的定位一般都是差异化定位，即通过专科的优势，形成自己的专业特长，来超越对手；还有就是服务的优势，增加附加服务，树立医院的品牌，而强化社会责任，责任塑造医院品牌形象的良性途径。一个积极承担社会责任的医院，有助于提高医院在社会和公众中的品牌和形象，节省宣传费用和营销成本，促进病人忠诚度的提高和医疗市场份额的增长，有助于消除目前普遍存在的“看病难、看病贵”的现象，从而实现医院与社会的综合效益最大化。

医院追求经济效益、为病人创造价值以及承担社会责任之间，不仅不矛盾，而且是一致的。经济效益是社会考核医院，或者说考核医院领导是否真正尽到责任的最重要指标，没有这个指标，我们没有办法判断医院行为是损害还是帮助了社会。说到底，一个人或组织对社会是不是有贡献，最重要的不是看口头上的责任，而是看这种责任的可考核性。医院承担一定的社会责任，虽然短期内会因增加经营成本带来一定的影响，但无疑有利于医院自身良好形象的树立，成为医院的无形资产，进而成为医院的战略竞争优势，最终给医院带来长期的、潜在的利益。良好的医院社会责任建设不但可以获取政府部门、社会团体、公众的有力支持，为医院赢得更加广阔的生存发展空间，而且可以塑造良好的医院公益性形象，从而为医院获取长期利益创造了条件。因此，社会责任是医院利益和社会利益的统一，医院承担社会责任的行为，是维护医院长远利益，符合社会发展要求的一种"互利"行为。

二、有利于提高医院的增值回报

医院作为一个技术服务与群体智慧融合的组织机构，在不断开放的医疗服务市场竞争的环境中，其成长与发展永远处在一个动态变化的过程之中。重视医院的社会责任，是着眼于医院未来发展的一项长期投资，是医院无形资产的提升和再造。尽管地域之间、人与人之间的文化具有一定的差异，但无论何时何处，社会和患者都是向往和尊重对社会负责的医院。只有对社会负责，才能对患者和自己负责，才能给医院事业带来一种无形的竞争力，这是一种低成本扩张的增值回报。

刘薇、刘善玖、吴端亮认为，"多年的改革实践证明：信誉的缺失，会给医院带来负面的继发效应"[①]。社会责任既然是一种诚信的形象，则可以作为竞争资本参与医疗服务。从表面上看，公立医院要想获得经济效益就必须以牺牲其社会效益为代价。但我们认为，公立医院履行社会责任有助于其培养和提升医院的核心竞争力，这将是新时期的医院在日益激烈的市场竞争中源源不断获得收益，实现可持续发展的法宝。

医院强化社会责任，实行营销策略有着非常重要的意义。因为就医疗行业而言，无论是营利性医院还是非营利性医院，它的公益性质决定了医院要比其他社会组织更加注重社会责任，决定了注重社会责任将会成为所有医院必用的营销手段之一。首先，实行社会责任战略有利于促进医疗市场份额的增长。对医院本身来讲，一个对社会高度负责的医院会拥有大批忠实的患者；对社会公众而言，一家努力让世界变得更加美好的医院在他们心中会留下积极的印象。因此，医院实行社会责任战略可以促进患者忠诚度的提高和医疗市场份额的增长。其次，实行社会责任战略可以使医院的品牌定位得以巩固。一家热衷于社会公益事业的医院，会提升和巩固其在社会和公众中的品牌和形象。最后，医院实行社会责任战略还可以达到增强医务人员荣誉感和凝聚力的效果。对医院的职工来说，如果医

① 参见刘薇、刘善玖、吴端亮：《浅论民营医院的社会责任》，载《赣南医学院学报》，2008 年第 5 期。

院经常参加社会公益活动并在这些活动中不断提升医院的声誉和形象，那么这家医院的医务人员就会产生一种荣誉感和自豪感。实践证明，主动参与社会公益事业，不仅有助于改善公众和媒体对医院的偏见，还可争取得到政府更多的支持；更是一种高效的传播途径，有利于增进医院的竞争力，医院的竞争力增强了，效益自然提高了。

“麦肯锡7S模型”由彼得（Peter）、华特曼（Waterman）两位学者于1980年提出。7S模型总结了最佳企业成功的7个要素，即战略（strategy）、结构（structure）、制度（system）、风格（style）、人员（staff）、技能（skill）和共同价值观（shared values），只有当这7个要素都齐备且彼此和谐时，企业才会获得核心竞争力。何军等将7S模型引用到医院管理并赋予新的理念构建了医院核心竞争力影响因素模型（见图4－6）。从图上看，文化要素处于核心地位，其他6个要素都深受文化要素的影响，医院文化是全体员工内在追求的核心理念，是精神层面上的东西，有其不可复制性和难以模仿性，“医院文化是医院核心竞争力的核心要素和源动力”①。

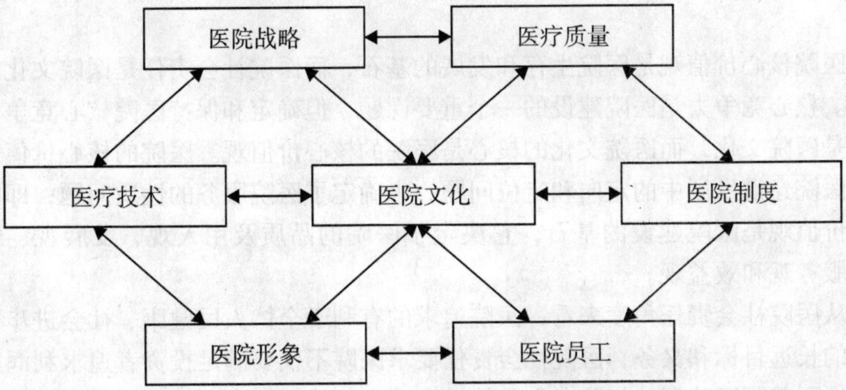

图4－6　医院核心竞争力影响因素模型

医院社会责任文化是医院核心价值观，通过分析医院核心竞争力影响因素模型可以看出，战略、制度、质量、技术、员工和形象6个因素都是其有效载体，“医院只有在社会责任文化的统率下，才能实现这6个要素的和谐，从而获得其核心竞争力”②。

①②　参见汤晶晶：《公立医院履行社会责任与构建核心竞争力的辩证关系》，载《上海医药》，2009年第10期。

医院在履行社会责任的过程中，通过树立社会责任文化来影响医院的战略、制度、质量、技术、医务人员和形象，巩固和提高医院的社会地位，塑造自己的核心竞争力。医院的社会责任越大越广，社会群体和服务环境对医院的认知率就越高越强。当然，医院强化自身的社会责任意识，不仅仅是为了被认可、被尊重，更为重要的是在贯彻医院社会责任的过程中，能够不断地巩固和提高医院的社会地位，赢得较大的服务市场和具备长期的竞争能力。因此，强化医院对社会责任的履行，不仅是增强医院竞争力的需要，更是提升医院核心竞争力的主要标志。随着社会的发展和人们对医疗服务要求的不断提高，医疗服务市场的竞争将由现在的技术、价格、文化的竞争转向更高层次的社会责任的竞争。医院除了依靠新技术、新项目、新市场，提高质量、降低成本，用低廉的费用提供优质的服务获得核心竞争力之外，深化医院的社会责任意识和行为，则是获得核心竞争力的关键，且具有极强的高度和广度，得到的回报也是长期的、稳固的。有专家预言，未来的时代，是竞争的时代，是用高度的社会责任缔结竞争力的时代。

三、有利于重塑医院的价值观

医院核心价值观是医院生存和发展的基石，而医院社会责任是医院文化的价值观。核心竞争力是医院建设的一个重要课题，但确定和保持医院核心竞争力的因素是医院文化，而医院文化的核心是医院的核心价值观。医院的核心价值观决定了医院建设发展中的定向和定位问题，也确定了医院服务的性质问题，即医院核心价值观是医院建设的基石，它决定了医院的品质及用人观、发展观、经营观、服务观和效益观。

从医院社会责任角度来看，医院追求的有利于全体人民健康、社会进步以及发展的长远目标和义务，医院社会责任要求医院不仅要满足投资者追求利润的需求，还要兼顾医院利益相关者和其他社会公众长期的根本利益，求得医院利润利益相关者需求和其他社会利益之间的相互协调。“关注人民健康、社会和谐和公众利益正成为医院文化中一种新的道德自律和价值观念。因而，医院社会责任在本质上是医院文化中的价值观念，属于医院的精神文化，并贯穿体现在医院的制度文化行为文化和物质文化之中。”①

黎友焕认为，医院社会责任在本质上属于医院文化，是医院文化的一个新的内容，同时，医院社会责任又重塑了医院的价值观。

大体来说，医院社会责任表现在以下七个方面。

---

① 黎友焕：《基于医院社会责任理念的医院价值观重塑》，载《创新》，2010 年第 6 期。

第一，医院社会责任建设使得医院管理理念发生从手段人到目的人的变化。古斯特和马瑟斯（Goodpaster & Mathews，1982）认为，尊重人，把人看做目的，而不仅仅是实现目的的手段，这也是企业社会责任概念的核心。在传统的医院管理理念中，人被看做实现医院利益最大化的手段。医院管理者通过满足人的某一方面的需要，如增加薪酬等来激发医务人员的积极性，提高经营效益。而随着时代的进步，管理与伦理的日益结合，社会责任的引入，使医院管理者逐渐把人作为目的而不是手段。换句话说，医院社会责任的基本出发点是以人为本，尊重每个人的尊严、权利价值和愿望，不仅仅是对医务人员的尊重，而且包括来医院就医的病患者以及社会上所有的人。这就使医院医务人员的主体地位发生了历史性的变化，不再仅仅具有手段的属性，而是逐渐向着目的的属性转化，医务人员各种物质精神需求的满足、工作满意度的提高和工作生活质量的提高等。一个有社会责任的医院不仅要意识到自己有在物质产品和服务方面满足社会需要的责任，而且有责任和义务培养及造就高质量、高素质、高满意度的社会成员。

第二，医院社会责任建设使得医院从追求经济效益到兼顾社会效益。在贯彻医院社会责任的实践过程中，医院的社会地位能够不断地得到巩固和提高，以赢得较大的服务市场和长期的竞争能力。黎友焕认为，“医院社会责任建设为具有赢利性冲动倾向的医院的功利性价值观注入了非功利性价值的内容，使得医院从经营本性的重利轻义的单一价值观向义利并举的价值观念升华”①。毋庸置疑，医院要生存和发展进步便要赢利。但是，把经济利益视为唯一的价值观往往适得其反，最终使医院经营陷入困境。实际上，医院在落实社会公益事业的实践过程中，其经营和管理与社会责任之间，不仅没有任何冲突，反而能够相互促进、相互补充、共同完善、共同提高，能够带来常规管理所不能带来的经济效益和社会效益。医院形成义利并举的价值观念，将有助于医院效益的提高。

第三，医院社会责任建设使得医院实现从义务到责任的认识和实践转换，推动医院文化的提升和社会的进步。医院文化的应有之义是医院在遵守法律的前提下追求合理的经济利润，这也是医院的经济责任和法律责任，但这些责任却是医院存在和法律规定的最低要求，只是医院应有的社会义务，还不能说是完成了医院对社会的责任。“社会责任不仅仅要求医院的行为符合基本的经济和法律标准，而且还给医院文化注入了伦理道德准则，驱动医院在经营中增强社会责任感，不做有损于人民健康和社会公益的事情。”②

第四，医院社会责任建设使得医院实现从效率到公平。传统的医院文化，强调以人为本的主要目的之一是为了提高医院的经营效率。而作为一种社会公共服

①② 参见黎友焕：《基于医院社会责任理念的医院价值观重塑》，载《创新》，2010年第6期。

务组织，医院必须为社会的全体人民服务，为人民提供健康，满足人民生存和发展的医疗需要；作为社会的基本单位，医院必须为整个社会的发展提供物质动力和精神动力，积累物质财富和精神财富，服务于社会的全面进步。而医院社会责任建设，除了重视医院的经营效率、经济效益之外，还把医院公正、社会公平和社会和谐提到一个前所未有的高度，并自觉为之作出努力。

第五，医院社会责任建设使得医院从关注所有者利益到关注利益相关者的利益。在现代社会，除政府补贴的医院外，不少医院将被作为企业组织被推向社会自谋发展，这些作为企业组织的医院文化建设的最终目的往往是为了所有者的利益。医务人员、患者、医疗药品和设备供应商等利益相关者只是充当了实现所有者利益的手段。医院社会责任的引入，促使人们对医院经营涉及的各种关系重新认识。人们发现，医院的所有决策，大到建设新营业场所、开发新产品、开设新科室、提供新服务等战略决策，小到选择经营方案、处理病患者投诉等日常决策，不仅会给医院及其所有者带来利益或损失，而且会对其他利益相关者产生正面或负面的影响，医院与利益相关者之间存在着相互依赖的关系。因此，医院社会责任建设的开展，使得医院在日常活动中日益重视对利益相关者利益的影响，而不仅仅只关注所有者利益。

第六，医院社会责任建设使得医院从满足需求到患者满意。患者满意文化出现在医院社会责任之后，二者有着不可分割的联系。黎友焕认为："所谓病患者满意文化，是指医院构建的以提高病患者满意指标和病患者满意度为核心，从病患者角度出发，分析、判断和调整医院生产经营活动的文化。"① 不过，这里所说的病患者，是一个广义的松散概念，是指任何接受或可能接受医院提供的医疗服务的对象，而不是我们平常所说的仅仅是接受医院提供医疗服务的患者。患者满意实际上是患者在接受了医院医疗服务之后感到满足的一种心理体验。患者满意的构建不是一蹴而就的，是医院长期不懈、精心培育的结果。医院文化通过管理技术创新以及积极的宣传与营销等一系列措施来创新服务项目、提高服务质量以满足更多的服务需求，积极走在社会医疗市场需求的前面，对社会医疗市场需求做出主动的反应，在社会医疗市场中形成一种医院引导病患者的文化，从而实现医院与医疗市场的良性互动，最后达到医院与患者双赢的目的。

第七，医院社会责任建设使得医院从遵守法规到法规与道德并重。传统的医院经营理念认为，医院只要不违法经营，做什么、怎么做都行。医院社会责任经营理念表明，医院仅仅遵守法律显然是不够的。这不仅是由于法律机制存在着市场失灵等不足，还因为"一个医院如果只奉行简单守法原则，就不大可能去积

① 黎友焕：《基于医院社会责任理念的医院价值观重塑》，载《创新》，2010年第6期。

极从事那些应该受到鼓励以及有外部影响的行为”①。哈佛大学林恩夏普佩因（Lynn Sharp Paine，1999）教授指出，法律不能激发人们追求卓越，它不是良好行为的准则，更不是榜样行为的准则，医院的经营活动具有某种道德属性，那些将伦理定义为遵守法律的管理者，隐含着用平庸的道德规范来指导企业崇高的医院目标和道德规范，可以赋予医院日常的经营活动以更深刻的内涵，医院社会责任提升了医院医务人员的生存价值，满足了他们更高层次的精神需求。这种需求的满足会进一步激发医务人员的积极性、创造性和敬业精神，从而更有利于医院生存和发展目标的实现。

综上所述，医院社会责任基本上重新塑造了医院的价值观念体系，更新了医院文化的内核，这必然能促进医院与环境、社会的协调可持续发展。一般而言，优秀的医院都十分注意塑造和调整其价值观，使之适应不断变化的社会环境。

四、有利于构建以人为本的和谐社会

以人为本，构建和谐社会是古今中外思想家、革命家毕生追求的理想。中国唐代大诗人杜甫写出的千古绝句“安得广厦千万间，大庇天下寒士俱欢颜”，体现了浓重的人本主义理念和爱民、亲民、忧民的胸怀，憧憬着人人有衣穿、人人有饭吃、人人有房住的平民的和谐社会。伟大的革命先行者孙中山先生提出了“三民主义”，即“民主、民生、民权”，将以人为本的思想阐述得淋漓尽致。“医者仁心，仁者医心”，医生的天职是救死扶伤，是为人民的健康服务，是为人民的利益谋福祉的。以胡锦涛总书记为首的党中央提出了构建和谐社会的伟大战略思想，较之古人和革命先行者更具魄力、更具时代超前意识，树立了历史的丰碑。构建和谐社会、和谐医院、和谐医患关系，加快我国医疗卫生体制改革的步伐，使我国的医疗卫生改革早日成功。而强化医院社会责任，则是构建以人为本的和谐社会的“利器”。

和谐医院是医患之间、医院内部、医院与社会关系匀称、均衡、稳定的医院，是各种医疗资源兼容共生、形成合力、共同发展的医院，是医疗、服务行为规范、井然有序的医院，是职工利益运筹得当、协调兼得的医院。崇尚和谐，是时代的呼唤，医院作为社会大系统的一个组成部分，要通过突出以人为本、搭建文化先导，加强政治思想教育和职业道德建设，营造社会共享的和谐主题，从而达到管理上的最大收益。

就医疗行业而言，它的公益性决定医院要比其他社会组织更加注重社会责任

---

① 参见黎友焕：《基于医院社会责任理念的医院价值观重塑》，载《创新》，2010年第6期。

管理。医院在运营过程中，按照经济规律对医院经济活动进行管理是应该和必须的。医院积极主动地承担社会责任，能为现代医院管理研究提供新思路，有利于医院管理者积极投身于市场竞争，讲求医院的经营绩效。“现阶段，在国家对卫生事业投入不足的条件下，医院在体现其公益性质和求得生存与发展之间，难免产生矛盾。但医院经营本身不是目的，而是为人民群众提供更多、更好的医疗卫生保健服务，这就确立了医院经济管理应将社会效益放在第一位，以此来规范自己的经营行为。”①

医院发展要靠品牌、靠实力、靠服务，最根本的是要靠广大人民群众的认可。医疗机构只有把人民群众的利益放在首位，才能取得患者的信任，以人为本，适应构建和谐社会的需要，并为自身发展创造和谐有利的条件。当前社会普遍反映人民群众“看病难、看病贵”，一些医院片面追求经济效益，医患关系紧张。面对人民群众日益增长的健康需要，只有提高医疗水平才能为人民群众提供高质量的医疗服务。医院要坚持“以人为本”的管理理念，积极实施经营机制转换，人事管理向人力资源管理转变；分配与绩效挂钩，向临床一线、向优秀人才倾斜，做到人尽其才、才尽其用，建立一支相对稳定的人才梯队，保证有一支技术过硬的医疗队伍，才能搞好特色医疗服务，创建品牌医院。

构建和谐社会是建设中国特色社会主义的重要目标之一，作为承担保障公民健康重任的医疗卫生系统，仍存在引发社会不和谐的诸多因素。医院承担对患者的社会责任是社会发展的必然要求，也是解决群众“看病难、看病贵”问题的重要途径之一，促进医院资源的合理利用和整个社会卫生资源的优化配置，更是医院获得永续经营的必然选择。就医院发展而言，“医院主动承担社会责任可以为自身创造更为广阔的生存空间”②。

“在市场经济条件下，病人是医院生存和发展的基础，是医院存在的前提和条件，是医院经济效益和社会效益的源泉。”③ 医院积极承担对患者的社会责任，就是针对就医患者广泛关注的医疗服务产品的质量、价格、服务三个方面开展高度负责的社会责任管理。一方面，通过对患者社会责任的良好履行，在使得患者满意度不断提升的同时可以为医疗机构培养更多的忠诚患者，借助忠诚患者及其家属的口头传播效应能够帮助医院树立良好的口碑，有利于医院良好社会形象的构建；另一方面，通过对患者社会责任的良好履行，可以满足社会同公众对医院的期望和要求，使患者、家属对医疗机构的满意度不断提升，有利于和谐医患关

① 李永生：《论社会主义市场经济与医院的社会责任》，载《中国医院管理》，2006 年第 1 期。
② 黄建军、甘强：《医院社会责任是医院持续发展的新动力》，载《时代经贸》，2007 年第 78 期。
③ 肖燕、张亮：《基于 CSR 战略医院营销实践探讨》，载《中国卫生事业管理》，2007 年第 6 期。

系的构建。

从构建和谐社会来看，构建和谐的医患关系意义重大。良好的医院形象在吸引更多患者就医的同时，不但可以为医院创造良好的生存和发展环境，也为医务人员创造了良好的工作、生活、学习环境，支持他们创造更好的业绩，使他们产生强大的协同力，产生较为强烈的归属感和自豪感，有利于卓越人才的保留以及优秀医院文化的培育，为医院长期、优质、高效发展打下坚实的基础。和谐的医患关系源于医院同患者之间的更多理解、尊重、信任，通过二者之间的积极配合可以共同战胜疾病，取得满意的诊疗效果；遇到矛盾与纠纷时，医院和患者都能从自觉维护安定团结的角度出发，本着理性、合法、平等的态度解决问题，避免恶性事件的发生。在构建社会主义和谐社会的今天，责任是社会整体和谐的基本保证。胡锦涛指出："我们所要建设的社会主义和谐社会，应该是民主法治、公平正义、诚信友爱、充满活力、安定有序、人与自然和谐相处的社会。"① 医院社会责任理当去回应社会主义和谐社会的价值诉求。

医院作为一个技术服务与群体智慧相融合的组织机构，其成长与发展永远处在一个动态变化的过程之中。如何保证群体智慧长期、有效地与社会协调发展，必须注重自己在社会公众中的形象。医院"质优、价平、便捷、温馨"的品牌策略，一对一的营销模式，细致密切的社区工作，各级医院的通力协作，将使医院达到与周围环境共生共享、共利共赢的和谐局面；进一步开展与社会的共建活动，着力解决老百姓"看病难、看病贵、看病烦"的热点问题，将有利于建立起医院与群众的相互信任关系，诠释医院的社会责任感，在社会上树立为人民服务、让人民满意的形象，最终使医院与社会和谐统一，让所有人共享和谐灿烂阳光；特色专科和重点学科的打造与多形式的宣传，将进一步提升医院的知名度和诚信度，稳定现有的服务对象，增强医院在同行业的竞争力；争取更多的、外部的、上级的和合作伙伴的发展与支持，赢得较大的服务市场和长期的竞争能力，使社会与医院有机地融合，共同达到"以人为本，共享生命价值"理念的最高境界。

① 胡锦涛在中共中央举办的省部级主要领导干部提高构建社会主义和谐社会能力专题研讨班开班式上的讲话（2005年2月19日）。

第五章 医院承担社会责任的基本原则与战略管理

所谓社会责任战略，就是从价值链出发，以创新和技术为手段，在组织的运营战略中寻找为组织和社会创造共享价值，实现价值链上各方的社会责任延伸和跨越，构建起对股东、员工、消费者、政府以及社区等利益相关者主动负责的价值实现机制和利益共享机制。本章阐述了医院承担社会责任的指导思想、基本原则，在坚持科学发展观、实现可持续发展、促进社会和谐的大背景下，结合医院社会责任战略的内涵范围、基本特征，最终揭示了医院制定社会责任战略的路径选择，应该坚持从经济责任战略、法规责任战略、伦理责任战略、自愿性慈善责任战略出发，得出“未来终会有一天，社会责任战略和医院成长战略融合为一体，甚至成为医院未来发展的必然模式和实现差异化竞争的重要赶超路径”的结论。

第一节 医院承担社会责任的指导思想

当前，国际标准化组织提出把《社会责任国际标准》（ISO 26000）作为约束和衡量组织行为的评估体系。在坚持科学发展观、构建和谐社会、实现可持续发展的大背景下，对于医院来说，承担社会责任已经成为理所当然的事情。为此，在加快推进医院社会责任的实践过程中，我们要坚持以科学发展观作为主要指导思想，以实现可持续发展为主要路径，以建设和谐社会为最终目标，要把医院转变到更好地为经济和社会发展服务、转移到最大化重视社会效益上来，在医院的日常经营过程中，自觉地把社会责任放在首位。

一、医院承担社会责任要以科学发展观为指导思想

科学发展观是指导发展的世界观和方法论的集中体现，是我们推进经济建

设、政治建设、文化建设、社会建设必须长期坚持的根本指导方针，从而“为我们从更广阔的视野来审视和处理现代化建设的各种问题提供了新的更为完整、更加科学的坐标体系”①。伴随着医疗卫生体制的改革逐渐深入，在医疗工作实践中，用科学的发展观指导医院社会责任建设并将其推向更高的层次和水平，促进医院的和谐发展，显得越来越重要。

医院社会责任建设是落实科学发展观的重要内容，又是落实科学发展观的有力保障。医院社会责任是医院管理实践与理论实践相融合的产物，它随着医院内外环境的变化而变化。因此，科学发展观所带来的社会经济发展战略的变革必将刺激医院管理实践也要产生相应的变革，只有这样，医院的发展才能跟上时代的潮流，获得持续的发展。医院管理建设与变革的核心是确立与医院发展相吻合并符合社会发展长远要求的社会责任价值理念。

（一）坚持以人为本，树立“以员工为本”和“以病人为中心”的价值理念

坚持以人为本，这是科学发展观的本质和核心。以人为本，就是要求医院在承担社会责任的过程中，一方面，要“以员工为本”，要尊重员工的各项权利，重视员工的发展需求，尊重人、关心人、培养人、发展人，把员工满意作为医院管理工作的出发点和落脚点，增强员工的凝聚力、培养团队精神，形成合力，使其成为医院发展战略的重要组成部分；另一方面，要“以病人为中心”，树立全心全意为病人服务的理念，做到想病人所想，急病人所急，一切为了病人，一切方便病人，始终坚持把病人放到第一和最高的地位。

（二）坚持全面、协调、可持续发展，促使医院在实现自身利益的同时保证社会整体利益的实现

科学发展观要求医院在实现经济和社会更好更快发展的同时，必须注意协调发展，更要求和谐发展。近年来，医院在市场化的改革中，出现了诸多困境，产生了诸如“看病难、看病贵”的两难问题，在这些“问题”背后，很多医院将自身的经济利益放在了首位，忽略了其在增进社会福利、改善人民医疗卫生保障水平等方面应承担的社会责任，用国家的资源创造着自己的利润。只有坚持以科学发展观为指导思想，才能促使医院在实现自身利益的同时保证社会整体利益的实现，坚持全面、协调、可持续发展，这就要求：

---

① 江苏省“三个代表”重要思想研究会：《构建和谐社会对社会主义建设认识的新突破》，载《光明日报》，2005年5月18日。

1. 促进全面、协调发展是科学发展观的具体内容

医院承担社会责任的过程中，要坚持做到党团建设、医疗工作、人才培养、工会工作、企业文化、后勤系统等全面发展；内科与外科、临床与非临床、基层与机关、医院与社区、在职与离退休、医院内发展与对外协调高效等和谐有序，把全面、协调、可持续发展的理念融入医院日常生活。

2. 实现可持续发展是科学发展观的综合要求

医院承担社会责任的过程中，一是要树立保护环境意识，实现人与自然协调发展，不以破坏环境为代价。具体包括加强对员工的环保意识教育，普及可持续发展观念；重视资源的优化配置和有效利用，减少物质浪费和消耗；注意保护环境和绿化美化，加大医疗垃圾和污水处理力度等。二是要坚持效益、质量、规模的协调发展。要正确协调医院发展过程中的短期利益与长期利益、局部利益与全局利益之间的关系，既不以牺牲质量为代价而换取一时的、表面的繁荣，也不盲目扩张规模，违反医院发展规律。因此，我国的医院只有积极地承担社会责任，构建起基本的社会责任评价体系，才能更好地落实和贯彻科学发展观，顺利实现医院的可持续发展，进而构建社会主义和谐社会。

二、医院承担社会责任要以实现可持续发展为主要路径

在社会主义市场经济背景下，医院如何保持可持续发展业已成为各级政府、医院共同关注的焦点问题。不可否认，医院常常要面临经济目标和社会责任的两难选择，伴随着国际社会责任运动浪潮的兴起，社会责任管理条件下，如何实现可持续发展，已经成为任何一个国家或地区的医院都不能回避的问题，它关系到医院的生存和发展。

可持续发展是作为一个宏、微观问题提出来的，不仅事关政府的政策选择与安排，而且作为微观经济主体的医院也同样负有不可推卸的责任。医院可持续发展主要是指医院生命活力的持续性和成长性。赵斌、姚俊则把医院可持续发展定义为："医院在追求基业长青的过程中既要竭尽全力满足患者的健康需要，又要积极关注其他利益相关者（政府、社区、供应商和社保部门等）的诸多利益诉求，以期建立良好的公共关系；既要考虑近期的利润增加和医疗市场扩大，又要考虑持续的赢利增长；既要追求经济效益，又要追求社会效益。"[①]

但是，医院究竟该如何承担责任？又该在多大程度上承担社会责任呢？很明

---

① 赵斌、姚俊：《基于社会责任的公立医院可持续发展研究》，载《中国卫生经济》，2009 年第 4 期。

显的是这涉及社会责任的承担途径和限度问题。医院仅仅是作为社会组织之一而存在，没有任何一个医院可以解决当下所有的“看病难、看病贵”的问题，所以应该设定一个医院该承担多少的社会责任才是合理的临界点。只有这样，才能既满足人民群众基本的医疗卫生需求，又保障医院实现可持续发展。例如，在由医院给社会进行一些公益性的医疗捐赠、履行自身社会责任的过程中医院对社会产生了正的外部性，同时增加了医院的经济活动成本。虽然医院的公益性捐赠也有利于提高医院的社会形象和增加医院的社会声誉，给医院带来一定的正面效应，但是捐赠数量的适度性以及补偿机制问题显然是医院、政府和社会所必须面对的。

如图5－1所示，对医院来说，如果存在正的外部性，则边际社会收益（*MSB*）大于边际私人收益（*MPB*），差额为边际外部收益（*MEB*）。对企业来说 $MC=MPB$ 时的最优产量 Q' 并不是 $MC=MSB$ 时的社会最优产量 Q''，所以社会必

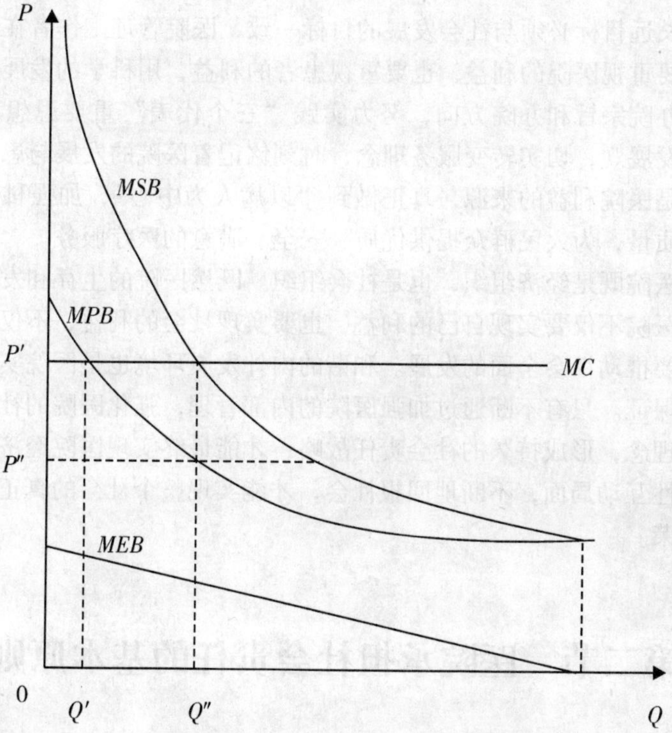

图5－1　医院对外进行医疗捐赠时产生的外部效应

须给医院 $P'-P''$ 的价格或成本补贴，使医院产量达到社会最优的 Q''，实现资源的有效配置。如果没有考虑医院承担社会责任的适度性问题，一味要求医院对外的医疗捐赠达到社会最优产量 Q''，那么将会在很大幅度上增加医院的额外成本，不仅给企业带来过重的负担，也会造成社会资源的严重浪费。

因此，医院承担社会责任要量力而行。在被迫承担太多的社会责任时，只会造成医院严重的负担，干扰医院正常的生产经营活动。医院承担社会责任只能是一个主动的过程，即医院首先认识到自己必须承担多元社会责任，然后在经营过程中身体力行，确保医院能够在对经济社会生活中的各类现象进行科学分析的基础上，在宏观指导思想上明确怎样在日常的经营活动中应承担什么样的社会责任，指导医院在其赢利行为中应怎样具体地对待与患者、与社会之间的关系，具体表现为怎样处理局部利益与整体利益、眼前利益与长远利益之间的关系。

三、医院承担社会责任要以促进社会和谐发展为最终目标

医院的长远目标必须与社会发展的目标一致，医院管理工作者在经营医院的过程中，既要重视医院的利益，也要重视患者的利益，用科学的发展观指导医院进一步端正办院宗旨和办院方向，努力实践“三个代表”重要思想，全面树立和落实科学发展观，切实转变服务理念，时刻铭记着医院的发展与患者利益休戚相关，病人是医院利益的来源，真正做到“以病人为中心”，加强科学管理，提高医疗服务质量，为人民群众提供优质、安全、满意的医疗服务。

同时，医院既是经济组织，也是社会组织。既然医院的生存和发展离不开社会的进步，医院不仅要实现自己的利益，也要实现社会的利益，不仅要促进经济的繁荣，也要推动社会全面的发展。和谐的内外发展环境也是医院实现持久健康发展的重要保证。只有不断通过加强医院的内部管理，强化医院的社会责任意识与社会责任理念，形成持久的社会责任战略，才能最终实现医院经济效益与社会效益呈现良性互动局面，不断地回报社会，才能实现整个社会的真正长远、持续的发展和繁荣。

第二节　医院承担社会责任的基本原则

当医院着手承担社会责任时，医院的首要目标是促进组织对可持续发展的贡献最大化。然而，基于上述指导思想，医院承担社会责任的基本原则必须有利于

实现医院自身的可持续发展以及社会的和谐进步。因此，医院应该根据生存发展、自身能力、经营权限、经营性质、不同发展时期、社会需要等实际情况，选择有利于医院可持续发展地承担社会责任的基本原则。具体来看，医院在承担社会责任的过程中，仍然应该尊重七项基本原则。

一、基于生存和发展的原则

医院作为社会主义市场经济条件下独立的个体而存在，作为理性经济人都会追求经济利益。因此，任何一个医院都要生存与发展。为了生存和发展，医院履行市场经营主体的职责，在提供医疗卫生服务的同时获取适当的利润，实现其各项营运目标，有利于为人民群众提供更为安全、有效、方便、价廉的医疗卫生服务，以适应人民群众不断增长的、多层次的医疗健康需求。杨红旗认为，“医院要正常运转，就必须在医疗活动中获取利润，即营利。用这些利润来建造新的住院大楼，购置最新的设备、仪器，发放医务人员工资，甚至为了扩张购买并非划拨的用地。所以医疗机构不仅要营利，而且必须有相当的利润才能维持其发展、壮大其资本积累”①。同时，“市场竞争使企业（医院）自始至终追求其自身的利益，而又使利润保持在一个合理或适当的水平，并在不知不觉中增加了公共福利”②。如果是因为承担了社会责任，而使医院不能获得利润，就是医院对社会不负责任的表现。因此，医院在承担社会责任的过程中，必须遵循生存与发展原则。

二、基于自身能力原则

正如前面所述，任何一个医院要承担社会责任都要以自身能力的局限为前提。近年来，由于医药卫生体制改革过程中，部分医院的经营行为违规，产生了一些如药费居高不下、人民群众看不起病等社会问题，在此种情况下，医院应该积极地承担解决这些社会问题的责任。但对那些不是由医院违规经营行为产生的社会问题，其责任的承担要受医院自身能力的限制。余江、王振维认为，“如果医院不注重自身的成长和发展，不但不能承担社会责任，反而会成为社会的负担，浪费社会资源。也就是说医院承担社会责任的落脚点和基石，必须是自身有

① 参见杨红旗：《从医院管理体制探讨医疗纠纷产生的根源》，载《医院管理论坛》，2009 年第 2 期。

② 参见（美）詹姆斯·麦吉：《社会责任与商业困境》，布鲁金斯学院 1974 年版。

承担的能力”①。

另外，医院承担社会责任将不可避免地增加经营管理成本，这种成本的增加要在其有效的控制范围之内，如果因为承担社会责任引起的成本增加而导致医院竞争力的下降以致丧失，这表明医院承担社会责任过多。因此，医院承担社会责任应该是有限制的，企业承担社会责任的范围及程度，要根据自身的现实情况，不能超越自己承受能力的限度。

三、遵守法律法规原则

法律法规是指法律至高无上的权力，特别是指没有任何个人或组织能够凌驾于法律之上，即便是政府，也应受到法律的严格管制。在社会责任背景下，遵守法律法规意味着医院应该服从所有适用的法律条例，这包括《中华人民共和国执业医师法》、《中华人民共和国药品管理法》、《医疗机构管理条例》、《医疗事故处理条例》、《突发公共卫生事件应急条例》、《中华人民共和国食品安全法实施条例》等在内的一系列法律法规。这表明医院既应该采取措施以确定本单位所适用的法律法规，并附有在医院内部通报其遵守和实施这些措施的责任义务。具体包括：确保医院的关系和活动符合专门的、适用的法律机制，保证医院自身获知全部法律条例，定期审查医院是否符合适用的法律法规，等等。

除了遵守医疗行业的相关法律法规和部门规章的特别规定外，医院也应该尽最大可能遵守国际行为规范，医院也应该极力避免在活动中与其他不遵守国际行为规范的医院发生冲突。

四、基于道德行为原则

除了法律法规外，医院还应该遵守社会公德，遵守医疗行业职业道德。胡锦涛总书记在“十七大”报告中强调了医院的公益性质，确立医院管理的伦理理念是实现医院公益性的必要前提。医院伦理的重要体现是对患者的伦理关爱。只有服务于患者的员工伦理意识深入于心，医疗活动才能真正体现出以人为主体，调动患者的主动性，平等协作，才能构建和谐健康的医患关系。严晋、姚丽芬认为，“道德性是医学的内在属性，它决定了医学的伦理价值是一切价值的基础。医院的性质和宗旨决定了医院管理中不仅需要规章制度的硬约束，更需要能体现

---

① 参见余江、王振维：《加强风险管理，提升医院承担社会责任的能力》，载《重庆医学》，2010 年第 11 期。

道德的伦理软约束"①。

医院遵循基于道德行为的原则，具体包括：预防或解决医院内部可能诱发不道德行为的利益冲突，建立和维护监督机制和控制机构以管理、鼓励和实施道德行为，确认并解决当地法律法规缺失或与道德行为相冲突的情况，在进行人体研究时应采用国际公认的道德行为准则，等等。

五、尊重利益相关方原则

《社会责任国际标准》指出："组织的目标不仅受到所有者、成员、顾客、组成要素等利益的影响和制约，还应考虑其他个人或群体的权利、索赔或具体利益。总而言之，这些个人或群体构成了组织的利益相关方。"医院作为社会组织的一员，它与社会各方面的关系十分紧密而又错综复杂，应该尊重、考虑、回应其利益相关方利益。医院能否生存与发展，组织目标能否实现，实际上已经蕴涵了与患者及其家属、内部员工、社会公众、社会媒体、医院同行、政府及上级主管部门等各方面的关系，医院与这些方面的关系是一种客观存在的、不可避免的关系。医院工作的开展需要有一个良好的外部环境，可见医院协调好与各利益相关方的关系十分重要。

医院应该积极确认并适当重视利益相关方的利益和合法权益，并对利益相关方表示关注的事项做出回应。具体包括：强化沟通理念，培育全体员工对外沟通意识；了解主要利益相关方的需求和对医院的评价，建全内外部沟通平台；沟通缩短医患之间的认知差距，缓解紧张的医患关系；借助网络等新闻媒体，对外宣传和塑造形象；通过学术交流，获取有效信息加以利用；等等。

六、尊重人权的原则

《列子·天端》里说："天地万物，唯人为贵"；《尚书·泰誓》也说："唯人为万物之灵"。这不但体现出以人为本的理念，也是对生命至上的尊重。然而在市场经济的今天，生活中越来越多的人因为怕惹火上身而隔岸观火，医院也常常出现担心医疗费用无人买单而弃病不医，使得一些宝贵的生命在见死不救的道德沦丧面前眼睁睁地消逝了，这是对生命的漠视，是对人权的不尊重。人权最重要的价值观表现在人道主义，而人道主义的核心是"人本"思想，所以人道主

① 参见严晋、姚丽芬：《构建医院伦理文化，促进医院和谐发展》，载《中医药管理杂志》，2008 年第 6 期。

义是基于尊重人、尊重人的生命权出发的。

人权是每一个人都应享有的基本权利，重视和尊重人权是社会正义公平理念的必然体现。对医院而言，医院有责任和义务尊重、保护、履行人权，包括保证居民获得最高健康水平的权利、社会保障的权利以及社会救助的权利。因此，医院有责任采取积极的措施以确保组织避免被动接受或主动参与人权侵害活动。

七、符合社会需要原则

医院承担社会责任的能力是有一定幅度的，但往往这种幅度的波动区间相当大，也就是说医院在某一特定时期可以承担社会责任的能力有大有小。同时，社会对医院要求承担的社会责任在某特定时间也有急有缓。因此，医院应该根据社会的急迫需要程度来安排医院的社会责任战略，这种战略包括承担的社会责任的程度。在社会紧迫需要的时候尽量安排承担更多的社会责任，在社会需要不紧迫的时候可以按原定的幅度承担社会责任。比如，汶川地震期间，大批量人民急需帮忙医疗救助，医院就应该临时调整社会责任战略，及时援助社会和人民渡过难关。

第三节　医院强化社会责任的战略管理

社会责任是在人类社会劳动实践的历史演化中形成的，是经济和社会发展到一定阶段的必然要求和历史产物。随着经济发展、社会进步和组织规模的不断扩大，社会也要求各类型组织在经济社会发展中发挥着越来越重要的作用，履行并承担社会责任、实施社会责任战略（corporate social responsibility strategy，简称CSRS）成为现代社会对组织的普遍期望和要求。就医院而言，社会责任并不仅仅是医院平时所做的上山下乡、义诊体检、优惠病房、便民服务，也不仅仅是人们平时所说的帮助患者了解医疗保健知识和健康需求，而是指医院要与社会群体和服务环境之间建立一种诚信的服务形象，也就是指医院的社会目标。“它包括在医院内部建立起一种公平竞争，规范服务、标准操作、合法经营的氛围，包括医院的污水处理、院内感染控制、医疗质量、服务态度等内容的落实和提高。”①

---

① 刘鸣义、王文举、刘敬涛：《社会责任与医院竞争力》，载《中华现代医院管理杂志》，2004 年第 8 期。

一、医院社会责任战略的内涵范围

要对医院社会责任战略的内涵范围进行界定，首先要对企业社会责任战略的内涵范围进行界定。从目前所掌握的、公开的学术、文献来看，国内外对企业社会责任战略的定义比较少，有的学者以企业社会战略概念而代之，最早明确提出“战略性企业社会责任（strategic corporate social responsibility）”这一术语的学者是 Burke & Logsdon（1996）。

（一）企业社会责任战略的内涵范围界定

1. 国外对企业社会责任战略内涵范围的界定

20 世纪 80 年代以来，现代经济学理论的日益丰富和完善，为企业社会责任的经济学解释不断奠定新的基础，特别是相关利益者理论的巨大飞跃，促进了企业社会责任“战略性”理论的形成，这也使得企业社会责任“战略性”理论成为近年来国外企业社会责任理论研究的热点和前沿，极大地丰富了企业社会责任理论的内涵和外延。美国学者史密斯（N. C. Simth）认为，“时至今日，主流的观点认为企业应该承担社会责任，并且研究的焦点转向企业应该如何履行社会责任承诺，如何实施社会责任，如何将社会责任要求与组织实践结合起来等问题上”①。同时，伴随经济全球化进程的加快，特别是企业社会责任运动也在全球范围内的蓬勃开展，把企业社会责任理念纳入企业战略体系，也成为企业现实经济发展的迫切要求和内在需要。

Zenisek 指出，“企业社会责任要与微观行为联系起来，强调企业社会责任是一个从不负责任到承担责任的连续统一体”②。Sethi 研究发现，“企业社会责任的操作含义非常模糊，认为企业社会责任的分析应建立在社会义务、社会责任和社会响应的三个维度上，最终要体现在组织内部管理过程和战略设计上”③。Edwin M. Epstein 则从动态综合角度出发，将“企业社会责任的承担视为企业社会

---

① Simth, N. C. “Corporate social responsibility: whether or how?”, California Management Review, 2003, 45 (4), pp. 52 - 67。

② Zenisek, T. J. “Corporate social responsibility: a conceptualization based on organizational literature”, Academy of Management Review, 1979, (4), pp. 359 - 368。

③ Sethi, S. P. A. “Conceptual framework of environmental analysis of social is sues and evaluation of business response patterns”, Academy of Management Review, 1979, (4)。

政策过程，它是由商业伦理、公司社会责任和公司社会响应三方面演化整合而成”①。

进入20世纪90年代，企业社会责任战略逐渐趋于成熟。A. B. Carroll 拓展了Sethi 的研究思想，提出了具有代表性的综合四种企业社会责任的金字塔模型，他认为："仅仅将企业社会责任划分为经济责任和非经济责任太过模糊，企业社会责任不是独立责任，而是一个体系，是社会在一定时期对企业提出的经济、法律、道德和慈善四种期望。"②

霍斯特（B. W. Husted，2000）认为，社会问题是由企业和利益相关者各自所认为的和（活）各自应该会有的相互之间的期望差距来决定的。他指出，好的社会表现是通过适当的战略和结构以缩小这些期望差距来实现的。Mcwilliams & Siegel 则建议“企业社会责任活动应明确包含在企业战略里，同时对此的资源投入程度应通过成本—效益分析来确定”③。Baron 则提到战略性企业社会责任是通过企业社会责任来获得价值，并指出这就是“企业从事社会性活动动机”④。

2002 年，迈克尔·波特（M. E. Porter）和马克·克雷默（Marc Kramer）在《哈佛商业评论》第 12 期上，发表了题为“企业慈善事业的竞争优势”（*The competitive advantage of corporate philanthropy*）的文章，将企业社会责任放在战略管理框架下进行研究，提出了战略性慈善事业（strategic philanthropy）概念，即企业经济和社会效益的双赢状态。

美国学者弗里曼（R. E. Freeman）从利益相关者角度提出了五种战略，即特定利益相关者战略、股东战略、功利主义战略、罗尔斯战略和社会协调战略。他认为，“这五种战略是可以被视为达到了利益相关者、价值观、和社会问题之间的‘协调一致’，每种战略都代表了一个公司对其面临的环境所做出的一系列特定的反应和举动”⑤。

霍斯特和艾伦（Husted & Allen）则修正了 Burke 和 Logsdon 的“五维度”模型。他们认为，“具有明显创造竞争优势意图的战略性企业社会责任可以被定义为企业社会战略，这种战略是为了获取长期社会目标和创造竞争优势，是企业

① Edwin M. Epstein，“The corporate social policy process：beyond business ethics，corporate social responsibility，and corporate social responsiveness”，California Management Review，1987，29（3）。

② Reinhardt，F. L. “Environmental product differentiation”，California Management Review，1991，(40)，pp. 43 – 73。

③ Mcwilliams，A. D. and Siegel. “Corporate social responsibility：atheory of the firm perspective”，Academy of Management Review，2001，(26)，pp. 117 – 127。

④ Baron，D. P. “Private politics，corporate responsibility and integrated strategy”，Journal of Economics and Management Strategy，2001，(10)，p. 7。

⑤ 参见（美）R. 爱德华·弗里曼：《战略管理——利益相关者方法》，上海译文出版社 2006 年版。

在社会问题方面的定位"①。

总的来看，国外理论界对企业社会责任战略的定义逐渐趋于一致，特别是2002年，迈克尔·波特提出了战略性慈善事业（strategic philanthropy）概念，企业社会责任战略内涵的研究得到极大地丰富和进步，理论界也逐渐达成共识，即：企业社会责任战略是企业为获取竞争优势，在实现自身经济价值的同时，确保了社会整体价值的实现的一种双赢（win-to-win）战略。

2. 国内对企业社会责任战略的内涵范围界定

国内学者也对企业社会责任与企业战略管理的融合进行了研究，旨在证明企业社会责任的合理性和必要性，为企业社会责任如何更好地实施寻找理论依据。

杨继瑞、李晓涛、黄善明把社会责任战略划分为四种形式，即"消极反应战略（reaction strategy）、抵御战略（defense strategy）、适应战略（accommodation strategy）、提前采取行动战略（pro-action strategy）"②。

陈明、刘跃所认为："企业以承担社会责任为愿景，将诚信经营、节约能源、爱护环境、善待员工、热心社会公益的经营理念贯穿在企业采购、研发、生产、销售以及市场服务等价值链的各个环节，塑造具有高度亲和力和感召力的企业文化和品牌形象，更加有效的整合社会资源，创造有利于企业经营和发展的内外部环境，从而打造企业的社会责任竞争力，获取竞争优势，保证企业可持续发展的新型战略。"③

刘斌、王杏芬、李嘉明用严格的数学模型证明，企业承担社会责任是实现企业可持续发展和国家可持续发展目标的必由之路。他们将企业社会责任战略定义为"企业从自身的发展出发，把承担社会责任作为一种提高自身竞争力和追求可持续发展的、以退为进的新的竞争理念、战略和一系列措施、方法的综合"④。

姜启军则认为，"在伦理/道德缺失的企业，企业是不可能履行社会责任的。也就是说企业一定要有伦理道德理念，否则，企业社会责任战略无从谈起"⑤。

刘宝认为，"企业社会战略即是企业为了获取竞争优势，实现社会绩效和经

---

① Husted, B. W. & D. B. Allen. "Is it ethical to use ethics as strategy?", Journal of Business Ethics, 2000, 27 (1-2), pp. 21-32。

② 参见杨继瑞、李晓涛、黄善明：《企业社会责任的治理及对策思考》，载《福建论坛：人文社会科学版》，2005年第1期。

③ 陈明、刘跃所：《企业责任型战略的界定与实施方略》，载《企业研究》，2006年第5期。

④ 参见刘斌、王杏芬、李嘉明：《实施企业社会责任创新战略的模型分析》，载《科技进步与对策》，2007年第4期。

⑤ 参见姜启军：《浅析企业社会责任战略管理和实施》，载《江淮论坛》，2007年第4期。

济绩效的双赢，在有关社会责任问题上的定位、设计与投资”①。唐飞、韵江则明确了“企业社会责任的承担是一个多样化的活动或过程，它是环境背景压力的‘外在性’需要和企业战略等社会行为过程中的‘内生性’需要的综合结果，并且，这种多样化的综合结果在时间轨道上表现出不断完善的过程”②。

邵兴东认为，“企业社会责任战略是一个承诺系统，它将企业社会责任理念与标准作为企业核心价值观的重要组成部分，融入企业愿景与使命，并且同企业发展目标相协调，与企业发展战略相匹配，通过资源配置等手段，使企业社会责任管理与企业运营体系和业务流程相融合，与不断发展变化的环境相适应，通过有效的公司治理与绩效评估，使企业在发展过程中实现自身目标的同时，能够与利益相关者‘多赢’共存，提升企业竞争优势，构建企业社会责任竞争力，从而实现企业可持续发展的一种新型战略形式”③。

郭晓凌、陈可则认为，“从公司战略的角度，企业社会责任有别于捐赠等临时性公益活动，属于更高层次的战略工具，体现在企业与社会和谐共赢的战略宗旨中”④。

（二）医院社会责任战略的内涵范围界定

“随着社会责任理念和社会责任运动的深入发展，组织竞争已经从单纯的市场竞争阶段向全面社会责任竞争阶段转化，社会责任实践成为组织能否取得成功的决定性因素之一。”⑤ 对于医院组织来说，积极承担社会责任和实施社会责任战略，既是医院取得市场竞争优势的保证，又是医院实现可持续发展的关键。如本书第二章所述，目前，国内外学者对医院社会责任的内涵范围界定研究得较为深入，多从可持续发展理论、核心竞争力理论、企业文化理论、竞争战略理论、道德伦理理论、风险管理理论进行探索分析，但对医院社会责任战略的系统探究和分析的理论研究仍然是一片空白，实践层面有一定的进展，也仅仅是局限于个别医院发布的社会责任报告中的零星提及，大多涉及捐助、扶贫等慈善事业，对医院整体的社会责任战略缺乏系统的阐述。爱尔眼科医院集团股份有限公司发布的《2011 年度社会责任报告》显示，爱尔眼科医院集团制定了企业社会责任管

① 参见刘宝：《基于竞争优势的企业社会战略研究》，载《中国科技论坛》，2008 年第 6 期。

② 参见唐飞、韵江：《企业社会责任管理体系：认同与行为》，载《财经问题研究》，2008 年第 5 期。

③ 参见邵兴东：《企业社会责任战略研究》，载《开发研究》，2009 年第 5 期。

④ 参见郭晓凌、陈可：《零售企业战略性企业社会责任与消费者响应》，载《山西财经大学学报》，2011 年第 7 期。

⑤ 殷格非、崔生祥、郑若娟：《企业社会责任管理基础教程》，中国人民大学出版社 2008 年版。

理战略规划，搭建起社会责任管理平台，确定公司社会责任管理的归口职能部门，初步逐步建立社会责任指标体系，定期对公司社会责任履行情况进行总结和评估，从运营、业务、公益三个层面强化企业社会责任管理的规范化、合理性。例如，坚持“使所有人，无论贫富贵贱，都能享受到眼健康的权利”的远景，“关爱患者，尊重员工，回报社会”的价值观，“追求社会责任和自身发展的和谐统一”的宗旨，等等。

2004 年 5 月 17 日，卫生部印发了《关于在全国医疗机构中开展向社会服务承诺活动的实施方案》，除提出医疗机构要向社会公开的八项承诺外，还要求建立“医院对社会、科室对医院、人对科室”的三级承诺机制，制定医务人员与患者双向承诺协议书，实施承诺工作的责任制和责任追究制。2005 年 3 月 17 日，卫生部印发了《医院管理评价指南（试行)》，指导各级卫生行政部门加强对医院的管理，科学、客观、准确地评价医院，促进医院加强内涵建设，不断提高医院管理水平，更好地为人民健康服务。这一系列通知既是要求医院组织履行社会责任、践行社会责任战略的重要体现，又是对医院社会责任战略进行明确而清晰地界定。

二、医院社会责任战略的基本特征

根据“战略性”企业社会责任的观点，企业社会责任应当是战略性而非响应性的、是前导性而非后发性的。组织与社会事务的联系有助于组织更好地利用自身资源和能力，通过与社会的互惠性互动获取竞争优势。医院社会责任虽然可以从可持续发展理论、利用相关者理论、道德伦理等角度进行规范性阐释，但就现实可行性而言，随着研究的深入和实践的不断向前发展，医院社会责任与竞争优势之间的联系愈发紧密，医院在与包括患者在内的利益相关者的各种各样的沟通中，创造价值，不仅包括实现经济价值，而且体现在与外界广泛联系的社会价值上，承担社会责任，有助于医院组织与社会各界（包括内外部利益相关者）建立“双赢”的战略关系。这样一来，既能发展医院组织的社会价值，同时又保护了医院组织的经济价值，社会责任战略也因此而成为医院组织价值实现机制的重要竞争优势。从战略视角出发，重新审视医院组织社会责任战略的基本特征既是目前研究关注的焦点，又是现实实践的要求。社会责任无疑应该成为当今医院组织的重要战略工具，服务于医院组织的战略目标。

（一）不可复制的差异化竞争优势

现代医院组织已经不再只是单纯追求实现利润、“遵纪守法”等目标，除了承担经济责任和法律责任外，已经延伸到保证服务质量、诚信经营、保护环境、促进当地社区发展等较高层次的社会责任领域，仅仅依靠传统的成本领先战略、差异化战略和聚焦战略已经远远跟不上时代的潮流。实施社会责任战略，有助于帮助医院组织树立良好的社会形象、品牌优势，为医院组织带来声誉等价值增值，当这些价值增值大于投入成本时，社会责任就有可能成为医院组织实现快速抢占市场份额、赢得更多患者信任的差异化竞争优势。这些优势体现在四个方面。

1. 关系优势

关系优势既包括环境和社会的和谐及可持续发展为医院组织的成长提供健康、有利的环境，又包括通过医院内部员工的倾心投入、社区的积极配合、政府的政策支持以及患者、患者家属、新闻媒体等外部利益相关者的良好合作，为医院组织营造良好的外部关系环境。徐爱军、吕艳霞认为，"医院社会责任活动有利于维护医院和利益相关者之间的关系，有利于医院的品牌和声誉，从而有利于改善医院的财务绩效。从这个角度看，医院社会责任和长期经济绩效是正相关的"①。

2. 声誉优势

Hall（1993）认为，声誉是企业重要的潜在竞争优势来源之一。Aaker（1996）指出，管理层应该在公司的营销战略中学会发挥企业声誉的杠杆作用。医院组织通过主动承担社会责任，牺牲一时利益，可以有效改善医院当前的不利处境，帮助医院渡过难关，进而谋求在未来的某一时机赢回患者的信任。郑大喜提到，"对于医疗机构来说，增强社会责任心，自觉履行社会道德义务，在追求经济利益的同时重视社会利益，可以树立医疗机构良好的社会形象，获得社会的广泛支持，为自身创造更广阔的生存空间"②。税章林、汪春梅、程永忠则从负面的角度认为，"在当前新旧体制转型时期，部分医院自身的社会责任体现不充分，损害了公立医院的公益性形象。因此，医院社会责任与声誉呈现正相关关系"③。

3. 先动优势

从短期来看，医院组织承担社会责任会增加适度的运营成本，但是从长期来看，医院承担社会责任却会增强核心竞争力。这是因为社会责任战略具有根本性

① 参见徐爱军、吕艳霞：《医院社会责任和财务绩效：声誉的中介作用》，载《淮阴工学院学报》，2011年第5期。

② 参见郑大喜：《公立医院改革与发展的伦理选择》，载《中国医学伦理学》，2009年第2期。

③ 参见税章林、汪春梅、程永忠：《论公立医院公益性建设》，载《现代预防医学》，2010年第2期。

和长效性，医院通过实施社会责任的战略管理，将社会责任与医院文化、经营理念紧密结合起来，并从制度设计、内部治理组织结构上提供制度保证和政策支持，使社会责任战略成为医院发展战略的有机组成部分，在企业社会责任战略得以实现的同时又可以在未来市场中占得先机、赢得持续竞争力。Javalgi 等认为："医院形象能够通过战略竞争活动而提高医院竞争地位。"[①] 医院社会责任战略显然正向影响着医院的竞争优势。

4. 创新优势

伴随着社会主义市场经济的不断完善，市场竞争日趋激烈，实施社会责任战略有助于保护人权、创造和谐的劳资关系，有助于降低人才流失率、提高劳动生产率。从长期来看，医院社会责任战略有助于充分发挥员工的创造性，在激烈的市场竞争中培育医院的创新优势。M. V. Russo & A. F. Paul（1997）认为，"应用战略管理领域的资源基础理论，积极主动的社会责任行为能为企业开拓和构建特殊的、不易仿制的无形资源，比如员工保留和企业声誉，从而建立竞争优势"[②]。

（二）基业长青的"DNA"因子

首先，从生物的繁衍看，每个物种都有代表自己物种的特征基因，DNA 就是物种之间相互区别的"身份证"。其次，从社会进步来看，企业之间的相互竞争多是差异化竞争，企业的特有优势愈明显，在市场竞争中就愈发处于有利地位。正如 DNA 在物种的识别、交流过程中起着重大作用一样，社会责任战略在现代企业竞争过程中的关键作用，同样被视为企业的"DNA"。最后，从市场经济的趋势看，如果说大大小小的不同类型的社会组织构成整个经济体系运行的基本细胞，那么社会责任战略就是维持这些组织基业常青的"DNA"因子。社会责任战略作为现代组织核心竞争力强弱的标志，是组织生存和可持续发展的必要条件，对医院这类组织而言，实施社会责任战略是医院在市场竞争日益激烈下提升竞争力的根本要求，也是医院具有社会属性的根本体现。实施社会责任战略，可以协调处理好医院与外部患者、员工、患者家属、政府、社会媒体等各利益相关者的关系，营造有利于医院健康发展的内外氛围，使医院提供的医疗服务产品能更好地满足人民群众日益增强的利益诉求。

---

① Javalgi，R. G. Whipple，T. W. & McManamon，M. K. et al. "Hospital image：a correspondence analysis approach"，Health Care Mark，1992. 12（4），pp. 34 – 41。

② Russo，M. V. and Paul，A. F. A "resource-based perspective on corporate environmental performance and profitability"，Academy of Management Journal，1997，40（3），pp. 534 – 559。

三、医院社会责任战略的路径选择

一方面，社会责任战略是医院进行战略创新的重要方向；另一方面，社会责任战略的复杂性、长期性特征又需要医院在制定社会责任战略的过程中，着眼长远发展，做出审慎的选择。随着政府、非政府组织（NGO）、社会公众等利益相关方对医院要求的不断提高，现代医院组织面临着更大的社会责任压力，制定、实施社会责任战略就成为众多医院组织应对挑战的必然选择。笔者认为，我国医院制定社会责任战略主要应该从以下方面进行努力。

（一）经济责任战略

追求合理利润是医院的经济责任。医院制定经济责任战略的主要路径体现在两个方面：

1. 提供多元化的医疗产品和服务

医院最基本的作用是提供多元化的医疗产品和公共卫生服务，以满足人民群众日益增长的基本卫生需求。医院在制定社会责任战略的过程中应充分根据社会的变革，特别是不同历史时期人民群众对医疗卫生的不同需求，提供丰富的医疗产品和公共卫生服务，以满足广大消费者各种不同的需求。

医院制定提供多元化医疗产品和服务的社会责任战略路径包括：扩大医院的服务能力，最大限度地满足广大人民群众的医疗需求；提供多层次、多元化的医疗产品和公共卫生服务，满足不同社会阶层的需求；开发新型医疗产品或提高医护人员的服务水平，提高人民群众的医疗卫生保障水平，推动人民生活水平的整体提高；等等。

2. 提高公立医院的利用效率

在我国，公立医院占用了社会的绝大部分卫生资源，公立医院的经营理念和管理模式决定了社会卫生资源的利用效率。由于公立医院提供的医疗服务产品大多是混合产品和准公共产品，需要通过市场机制约束个人经济行为来调节供需；同时，由于医疗服务的特殊性，为了纠正市场失灵又必须引入政府调控和资金。所以，公立医院的资源优化配置必须依赖政府支持和市场调节机制的双重调节。

医院制定提高公立医院利用效率的社会责任战略路径包括：在公立医院内部，建立健全内部各项财务管理规章制度和内部控制制度，并确保及时执行；严格按照国家有关规定进行财务收支、预算管理以及医疗服务价格收费；制定节约资源的规章和准则，严格按照有关法规、条例进行控制和管理，提高全体医护工作人员的高效利用资源意识。在医院外部，要推进医疗机构的设施建设以及设备配置更新；规范医疗行为，合理收费，保证医疗机构公益性目标的实现；促进和维护所有提高资源利用效率的法律、法规、制度和标准规范的完善，使提高社会资源的利用效率逐步成为医院管理的常规化和制度化工作；推动医院积极发展循环经济；等等。

（二）法规责任战略

法规责任是医院作为社会组织本来就必须应该承担的社会义务，也是医院最基本的社会责任。这种社会责任要求医院必须依法经营、按章纳税和承担政府规定的其他义务，并自觉接受政府的管理和监督。企业制定法规责任战略的主要路径包括：

1. 遵守国际公约

医院在日常的运作过程中，必须坚持遵循国际公约，比如《国际卫生公约》、《国际卫生条例》、《世界人权宣言》、《日内瓦公约》、《经济、社会和文化权利国际公约》、《公民权利和政治权利国际公约》等。

具体说来，医院制定遵守国际公约的社会责任战略路径包括：在医院内部，医院日常的一切经营管理行为必须严格遵守这些国际公约，把与医院有关联的所有国际公约作为企业管理制度制定的基础和前提条件，积极向医院的所有员工和社会各界宣传和推广国际公约，切实保障病人的健康权、救助权等最基本的人权。在医院外部，世界各国的医院等卫生机构加强协调合作，应付国际关注的突发公共卫生事件（包括各种起源和来源，实际上是指生物、化学和核辐射等各种因素所致突发公共卫生事件）；建立健全突发公共卫生事件的评估和通报程序，要求各国及时评估突发公共卫生事件，并按规定向世界卫生组织通报；各国应该通过立法，积极采取各项卫生措施，并根据世界卫生组织要求，严格按照《国际卫生条例》的要求，提供相关信息，通过开展国际合作与疾病进行斗争。

2. 遵守国家的法律法规

医院对法律的遵守和执行将有利于规范医院的经营活动，维护医院秩序，保障医疗工作正常进行，保护医院及其利益相关者以及社会其他各界的合法权益。国家法律从根本上规定医院所要承担的最基本的社会义务，例如我国颁布的包括《中华人民共和国执业医师法》、《关于维护医院秩序的联合通知》、《中华人民共和国治安管理处罚法》等法律。除了国家法律，政府相关部门还公布了一系列规范医院各种运营行为的条例和规定，包括《病历书写规范（实行）》、《关于进一步加强急诊抢救工作的补充规定》、《中医医院工作制度（试行）》、《医疗事故处理条例》等，对法律没有涉及的社会义务做了进一步的补充和完善。

医院制定遵守国家法律法规的社会责任战略路径包括：把国家的法律和规定

作为医院一切经营行为的最基本准则，贯穿于日常经营管理工作之中；把普法工作日常化，积极向全体医院员工和社会各界普及相关的法律知识；经常开展遵纪守法自查自纠活动；积极配合政府执法部门的执法行为。

3. 执行国家卫生标准

新中国成立后，在党和政府的高度重视下，我国卫生标准体系逐步发展完善。卫生部先后制定了《全国卫生标准委员会章程》、《卫生标准编写技术指南》、《卫生标准管理办法》、《卫生标准审查管理办法》、《卫生标准制（修）订项目管理办法》、《卫生标准专业委员会工作量化评价办法》等一系列文件。截至2011 年 7 月 31 日，现行有效的卫生标准已达 1 539 项。

医院制定执行国家卫生标准社会责任战略的路径包括：严格遵守《胃癌诊断标准》等医疗服务标准、《医疗机构消防安全管理》等医疗机构管理标准和医院感染控制标准；参照《临床检验标准》和《中华人民共和国献血法》的要求，规范临床检验和临床用血；建立实用共享的医药卫生信息系统，大力推进医药卫生信息化建设；加快医疗卫生信息系统建设，建立和完善医疗保障信息系统；重点做好地方病（如克山病、大骨节病、碘缺乏病、地方性氟中毒和地方性砷中毒等）的预防工作；按照《学校卫生标准》和《学校卫生工作条例》，做好学校疾病预防工作；等等。

4. 执行行业规范、行业标准和行业道德准则

医院是在特定的行业中生存的，认真执行行业规范、行业标准和行业的道德准则，有助于医院承担起本行业应承担的责任，与同业竞争者实现和平共处，相互学习，共同发展。

医院制定执行行业规范、行业标准和行业道德准则社会责任战略的路径包括：一是医务人员要实行人道主义，千方百计为患者解除病痛；廉洁奉公，自觉遵纪守法，不以医谋私；钻研医术，精益求精，不断提高技术水平。二是执业医师要廉洁行医，自觉抵制和纠正行业不正之风，拒收“红包”和“回扣”；严守医密，不应以任何方式泄露患者隐私。三是护理人员要忠于职守、对工作认真负责；审慎守密，不泄露医疗秘密和病人的隐私。四是医技人员要面向临床，为临床诊疗提供科学数据，主动配合临床各科室为患者服务；积极开发诊断、治疗新项目和新方法；严格执行各项规章制度及操作规程。

5. 执行医院内部的规章制度

医院内部的规章制度是医院根据本单位的具体情况而定的行为准则，是从医院内部自身的角度规范医院的日常行为，是在国际公约、国家法规、行业规范、行业标准和行业道德准则的基础上对医院日常行为规范的具体化。

医院制定执行医院内部规章制度社会责任战略的主要路径包括：在严格遵守

国际公约、国家法规、行业规范、行业标准和行业道德准则的前提条件下，制定和不断完善企业的各种规章制度；加强各种规章制度的实施和监督力度；严格要求医院内部全体员工执行有关规章制度。

（三）伦理责任战略

伦理责任是基于伦理道德规范的责任，是医院社会责任的核心内容。医院制定伦理责任战略的主要表现在以下五个方面：

1. 遵循人道主义精神

人道主义是关于人的本质、使命、地位、价值和个性发展等的思潮和理论，是以关心人，尊重人，保护人的权利为根本宗旨。1998 年颁布的《中华人民共和国执业医师法》第三条明确规定："医师应当……发扬人道主义精神，履行防病治病、救死扶伤、保护人民健康的神圣职责。"第二十二条第（2）项规定：（医师有义务）"树立敬业精神，遵守职业道德，履行医师职责，尽职尽责为患者服务。"特别是该法第二十四条明确指出："对危急患者，医师应当采取紧急救助措施进行诊治；不得拒绝急救处置。"

医院制定遵循人道主义社会责任战略的主要路径包括：一是坚持以人为本。医院对内要为员工负责，对外要为病人负责，一切都以人为中心，调动人的积极性（包括医患双方的积极性），协调人与人之间的各种关系。二是重视医疗质量。医疗质量是维系医患关系、维系医院生命的关键所在，不断提高医疗服务质量，是医院管理永恒的主题，也是医院管理所追求的道德目标。三是坚持公正公平。在这一原则指导下，坚持遵循人道主义精神，公平合理地对待每一个社会成员，不分信仰、不分种族、不分性别、不分贵贱、不分老幼，"健康面前人人平等"。

2. 构建和谐医患关系

"从医学伦理学意义上理解，医患关系是在医疗卫生服务实践中，由经济关系决定，依靠自觉力量（基于已有的社会公德意识和医德规范）维系的一种特殊的社会关系。"和谐的医患关系是一切医疗活动的基础。

企业制定构建和谐医患关系社会责任战略的主要路径包括：为患者提供有安全保证的药品，保证患者在进院治疗时的人身健康安全；重视医疗设备和医疗技术科技含量及提高诊疗质量的同时，重视人性化医疗服务；在临床实践中，集中表现为医务人员应尊重患者的知情同意权、尊重并保护患者的隐私（包括身体隐私和医疗信息隐私等）；及时为患者提供信息真实、可靠的药品广告、宣传材料和药品说明书；不谋取暴利，不欺诈患者，不收取"红包"等形式的"回扣"；等等。

3. 维护内部职工的合法权益

医院的可持续发展有赖于医院内部职工的艰辛劳动，职工是医院重要的利益相关方之一。医院利益与职工的个人利益是一致的。医院内部职工的合法权益得到有效保障，可以极大地激发和调动广大医院职工的工作积极性，同时也能有效地促进职工整体素质的全面提高，促使医院的综合实力得以快速提升，并在激烈的市场竞争中牢牢地占据主动地位。

医院制定维护内部职工权益社会责任战略路径包括：完善工会组织，发挥工会的保障作用；健全民主管理制度，保障职工主人翁地位；关心职工生活，维护职工合法权益；开展文体活动；最大限度地降低工作环境中的危险隐患；提供平等的就业机会、升迁机遇和接受教育的机会；杜绝任何基于种族、社会阶级、国籍、宗教、残疾、性别、工会会员资格或政治关系的歧视行为，尊重所有员工尊奉信仰和风俗习惯的自由；等等。

4. 参与当地社区建设

医院和社区是息息相关的，建立和谐的医院社区关系，对医院的生存发展和社区的繁荣以至整个社会的和谐发展都有着重大的意义。

医院制定参与当地社区卫生服务建设社会责任战略的路径包括：开展健康教育，倡导健康文明的生活方式；转变社区卫生服务模式，提高服务水平；建立城市医院与社区卫生服务机构的分工协作机制；新增卫生资源重点投向农村和社区卫生等薄弱环节；使用适宜技术、适宜设备和基本药物，为社区居民提供低成本服务；加强城市社区卫生专业技术人员和护理人员的培养培训；构建社区卫生信息网络平台；等等。

5. 坚持可持续发展

张帆认为，“转型时期医疗服务产业的可持续发展是指医疗服务达到满足人民群众需求的社会目标的程度”，“考核医疗服务产业的可持续发展应关注其经济效益与社会效益，只有符合广大民群众需求的、合理的、可持续的经济增长才能满足这两个效益，才能最大限度地实现医疗产业的社会目标”①。归根结底，要依靠科技进步寻找既能适应市场经济体制要求，又能满足群众享受质优价廉的基本医疗服务机制，实现医院的可持续发展。

医院制定坚持可持续发展社会责任战略的主要路径包括：一是制度创新。要从以高度消耗社会医疗资源为代价获取有限局部利益的粗放型管理体制，向“优质、低耗、高效”的集约化管理体制转变。二是技术创新。按照国际规范标准，建立具有我国自己知识产权的创新药物研究和产业化开发基地；加强基因与

① 参见张帆：《环境与自然资源经济学》，上海人民出版社1998年版。

疾病防治以及健康维护的相关研究；建立医院信息系统（hospital information system，简称 HIS）。三是市场创新。拓宽服务功能，完善服务配套措施；实施全员、全过程和全面质量管理，以优质服务获取社会认同；实施人才战略，造就一支高素质技术骨干队伍。四是管理创新。推行院长负责制，建立规范的法人治理机构；深化分配制度改革，规范分配行为；采用标准量化和定性相结合的办法，进行德、能、勤、绩全面评价管理，充分调动全院人员积极性。

（四）自愿性慈善责任战略

在对社会责任的研究过程中，国内专家学者对自愿性慈善社会责任及其实现的途径和方法的研究与探讨从未停止过。美国哈佛大学迈克尔·波特（Michael E. Poter）、马克·克雷默（Mark Kramer）将其竞争优势理论运用于企业慈善行为的分析，最终形成独树一帜的战略性企业慈善行为理论[①]，强调企业慈善行为对企业竞争环境可能产生积极影响，并将这种慈善行为定义为战略性慈善行为（strategic philanthropy）。我国学者黎友焕则认为，“自愿性慈善责任是包涵于伦理责任，但在定义中却特别明确其自愿性，主要是指即使是企业不作为也不会受到社会理论道德谴责的那些慈善行为”[②]。因此，慈善责任是不具有国家强制性及道德强制性的社会责任，是一种完全自愿的社会责任。

史密斯（Smith）倡导的“新企业慈善行为”（the new corporate philanthropy），强调将慈善活动管理与其他生产经营活动整合起来，以达到通过慈善活动来提升企业知名度、提高雇员生产率、降低研究开发费用、减缓政府管制、推进企业各职能部门的协调发展的目的。[③] 因此，医院的慈善行为表现为一种自觉自愿的公益行为。客观上对医疗事业、人道主义和社会福利起到了推动作用，是一种客观上利他的高尚行为。通过慈善行为，医院可以达到巩固内部团结、树立外部良好形象的目的，全面考虑影响医院的各种因素，使各种有利因素合力推动医院的和谐发展。

医院制定自愿性慈善社会责任战略的主要路径可以概括为：通过直接设立慈善救助基金，减免特困病友的医疗费用方式来资助社会慈善事业，以示对社会的责任心；加强与企业集团、慈善组织、友好人士等方面的协作，扩大慈善活动影响，形成正面效应；扩大救助范围，对施救对象由特困人群向一般低收入、低医

---

① 参见 Michael E. Porter，Mark R. “Kramer Philanthropy's new agenda：creating value”，Harvard Business Review，November-December，1999。

② 参见黎友焕：《企业社会责任研究》，西北大学博士学位论文，2007 年。

③ 参见 Smith，C. “The new corporate philanthropy”，Harvard Business Review，1994。

保、边远山区及特殊病种的人群推进，惠及更多百姓；针对扶贫济困对象、城乡低保户、残疾人、优抚对象、儿童福利院的儿童、社会福利院中的老人、救助站被救助人员等，开展一系列优惠措施，如普通门诊挂号费、普通门诊诊查费全免等；向突发公共卫生事件直接资助或提供相关的帮助；等等。

随着人们价值观念、消费观念的改变，特别是对可持续发展理念的认同，一系列符合可持续发展的新的价值观念和发展理念相互交织、碰撞，形成了新的社会共同价值观，这种新的社会价值观背后的、强大的社会公民力量，必然要求医院去制定社会责任战略、采取更多的社会责任实践行动。在这一过程中，社会传媒手段和技术的迅速发展，使得医院社会责任的行为方式都必然会深刻地打上现代传媒手段的烙印，并且随着社会传媒技术和手段的不断进步而演进。社会责任理念的进步也必然会在社会公民和现代媒体的推动下，迫使医院开始调整当前的经营战略，开始在未来的经营战略中纳入社会大众的利益诉求，进而引发医院利益实现机制的剧烈变革和社会责任理念的深刻调整。我们相信，未来终会有一天，社会责任战略和医院成长战略融合为一体，甚至成为医院未来发展的必然模式和实现差异化竞争的重要赶超路径。

第六章 “新医改”背景下医院履行社会责任的机制探讨

自2009年中共中央、国务院颁布《意见》以来，社会上掀起了广泛的对医疗体系改革的探讨，各级医疗机构都在加紧医疗体系改革的步伐。目前，医疗体系的改革已经进入了全面的攻坚阶段，随着改革步伐的不断加快，医改已经进入了“深水区”。近三年的改革，让我国的医疗体系正逐步将计划经济时代残留的种种诟病甩掉，医疗费用初步回归合理的价格范围，农村合作医疗试点工作稳步推进，民心工程进展顺利，医疗体系与社会市场经济的发展逐步吻合。然而，最近频繁出现的医患纠纷，让我们意识到医疗体系的改革还有很长的一段路要走。因此，我们必须进一步深化医疗体系改革，巩固医改以来取得的成果，继续推动医院履行社会责任，让医院回归公益性的本质。

第一节 社会责任——医院发展的必由之路

新一轮医药卫生体制改革大幕业已拉开，医院体制改革也必将向纵深推进，以适应经济社会发展要求，不断满足人民群众日益增长的卫生服务需求，切实解决民生问题，促进医院自身的可持续发展。医院社会责任不仅是个价值导向问题，更是一个不断实践的过程。强调医院社会责任理念的目的是如何真正践行社会责任，以此来实现医院的可持续发展。

一、医院的竞争力必须通过履行社会责任加强

企业间的竞争已经成为一种常态，企业有无竞争力以及竞争力的强弱关系到企业现在以及未来的发展；企业了解自身的竞争地位对于其制定竞争战略形成竞争优势尤为重要。就医院而言，医院切实履行社会责任，可以加强其在经营效

率、人才吸引、医疗安全、公共关系等方面的竞争优势，增强其核心竞争力。

（一）竞争力的内涵

1. 国外对于企业竞争力内涵的界定

企业竞争力是一个含义明确但又难以准确定义的综合性概念，国外许多专家、学者都曾从不同的角度予以阐述。

哈佛大学教授 A. M. Spemce 认为，企业竞争力是一国企业在国际市场上可贸易的能力。他认为，贸易流向、技术开发管理、一般的产业政策和特殊的产业政策、国内管理政策、垄断竞争等都对企业竞争力有深刻的影响。①

美国《产业竞争力总委员会报告》认为，企业竞争力是指“在自由良好的市场条件下，企业能够在国际市场上提供好的产品、好的服务，同时又能提高本国人民生活水平的能力”。此定义强调竞争力所最终带来的优势和社会福利。美国竞争力委员会主席乔治·M. 菲什则从企业的竞争力与学习能力之间的关系来解析竞争力内涵。他认为，竞争力是企业具有较竞争对手更强的获取、创造、应用知识的能力。

英国管理学家 D. 福克纳和 C. 鲍曼从竞争力的可持续性方面来定义企业竞争力。他们认为，企业竞争力最关键的不是其竞争优势，而是其持续不断地获得比竞争对手更优质资源的能力。②

日本东京大学教授藤本宏隆认为：“企业竞争力可以从三个层次来考察，即静态的能力、改善的能力、进化的能力。”③ 这一定义主要是从竞争力如何形成的角度把握的，同时指出了竞争力是一个历史范畴，应该不断改进和提高。

2. 国内对于企业竞争力内涵的界定

中国学者韩之俊、薛跃认为，“企业竞争力是企业对竞争态势的分析、判断并做出决策的能力，以及在此基础上有针对性地创造、改善、发挥自身竞争优势以形成本企业独特性的能力”④。

张卓元则从品牌与企业竞争力的关系来剖析企业竞争力。他认为，“品牌是竞争力的直接体现，成本低、物美价廉、服务优、市场占有率高就是竞争力”⑤。

金碚认为，“在市场经济中，竞争力最直观地表现为一个企业能够比其他企

---

① 参见温德成：《产品质量竞争力及其构成要素研究》，载《世界标准化与质量管理》，2005 年第 6 期。

② 参见（英）D. 福克纳、C. 鲍曼：《竞争战略》，中信出版社 1997 年版。

③ （日）藤本宏隆：《生产系统的进化论》，经济日报出版社 1997 年版。

④ 韩之俊、薛跃：《企业核心竞争力的质量基础》，载《中国质量》，2002 年第 11 期。

⑤ 张翼：《专家解读竞争力》，载《中国经营报》，2003 年 8 月 18 日。

业更有效地向消费者（或者市场）提供产品或者服务，并且能够获得盈利和自身发展的能力或综合素质”[①]。此定义更加强调企业之间竞争是竞争力的来源。

在此，我们将企业竞争力定义为：一个企业所具有的通过合理运用企业内外部资源，能够持续、稳定地比其他企业更有效向市场提供产品或者服务，并获得自身的赢利与发展，同时在这一过程中建立起先行优势的综合能力。

3. 竞争力的特征

竞争力对企业的发展和壮大极为重要，其主要具备以下四个特征：

（1）价值性。

价值性即企业在利用现有资源的基础上，充分使得有限的资源利用效率最大化，为消费者提供最优的产品和服务，从而从中获利，实现企业的生存和发展。荆德刚认为，企业竞争力的价值性表现为“一是为企业创造超额利润，二是为客户带来消费者剩余并创造新价值”[②]。

（2）独特性。

企业的竞争力，特别是核心竞争力为企业所独有，也就是说这部分竞争力是企业的“杀手锏”。对于企业竞争力的独特性，李浩林认为，“它是在企业发展过程中长期培育和积淀而成的，孕育于企业文化，深深融合于企业内质之中，为该企业员工所共同拥有，难以被其他企业所模仿和替代”[③]。

（3）延展性。

企业竞争力的延展性是指企业竞争力使得企业像更有生命力、更有发展潜力的新领域进行拓展与延伸。张一民认为，“企业进行纵向整合或者横向购并时，必须可以复制或者模仿已建立的成功的企业能力，除此之外，企业还会以某些能力替代另一些能力”[④]。这揭示了企业竞争力延展性的本质。

（4）整体性。

企业的竞争力不单单是指某一个方面的优势，而是指全方位、整体性优势。企业的竞争力应该深深地植根于企业独特的文化理念和每一位员工的心灵，存在于企业的每一个部分和各个流程之中。

（二）医院竞争力的组成结构

从上述对于竞争力定义和基本特征的分析，我们可以从中提炼出医院竞争力

① 参见金碚：《经济学对竞争力的解释》，载《经济管理》，2002 年第 11 期。

② 参见荆德刚：《企业核心竞争力的经济学分析》，吉林大学博士学位论文，2005 年。

③ 参见李浩林：《民营医院发展战略研究——以合肥市民营医院为例》，安徽农业大学硕士学位论文，2008 年。

④ 参见张一民：《论企业核心竞争力》，东北财经大学博士学位论文，2002 年。

的具体构成。通过归纳总结，可以发现医院的文化力、学习力和创新力三个方面具备了竞争力的基本特征，对医院的竞争优势起到了决定性作用，医院竞争力正是这三种力的有机组合。医院竞争力的组成结构见图6－1。

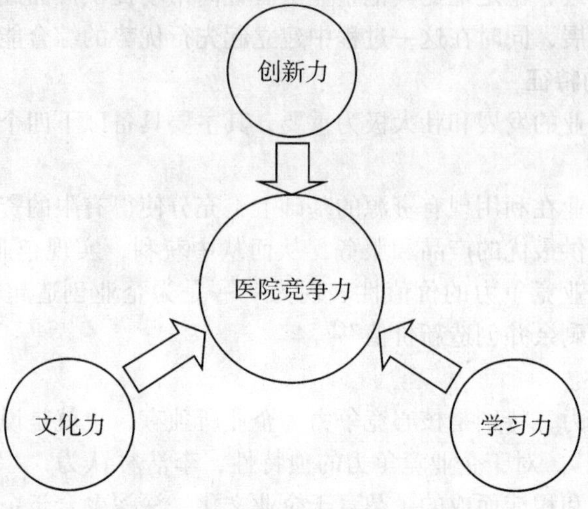

图6－1　医院竞争力的组成结构

1. **医院的文化力**

企业文化通过对员工的作用产生对企业的深层推动力，这就是被誉为“推动企业深层发展的神秘力量”——企业文化力。[①]《美国企业精神》一书的作者劳伦斯·米勒把企业文化提到了极高的位置。他认为，公司唯有发展出一种文化，这种文化能激励公司在竞争中获得成功的一切行为，这样公司才能在竞争中成功。企业文化一旦形成，就会对企业的成员产生重要影响，甚至在很大程度上影响管理者的思维和决策。

医院文化作为一种软实力，对医院竞争力的构成有着重要的作用。医院文化是在一定社会文化基础上发展形成的具有医院自身特征的行业文化，是全体员工普遍认同、共同遵循的价值观念、群体意识、思维模式及行为准则，是医院医疗管理实践中物质和精神财富的总和。“在构建和谐医院中，建设优良的医院文化，对完成保护人民健康的重任，对提高医院的核心竞争力、凝聚力，对培育员工的整体素质，对提高医院的两个效益，促进医院的健康发展都有着十分重要的意义。”[②] 面对日趋激烈的医疗市场竞争，医院不仅要将加强自身硬环境的建设，

① 参见范法明：《企业竞争论》，人民出版社2000年版。

② 周凤鸣：《和谐社会进程中医院文化建设的展望》，载《中国医院》，2007年第1期。

更应发展独特的医院文化，加强软环境建设。

2. 医院的学习力

企业学习力是企业竞争力的重要支撑，它是企业围绕一切与企业自身相关的信息和知识所采取各种行动的能力，“是企业通过对信息和知识的及时认知、全面把握、迅速传递、达成共识，并做出正确、快速的调整，以利组织更好地发展的能力，是企业在知识经济时代拥有比竞争对手更快获取知识的能力”①。培养企业的“善学习，爱学习”的企业文化，塑造学习型企业的企业形象为企业竞争力的增强打下了良好的知识基础。

对于医院而言，其学习力由三个层次构成，即学习力的核心——医院的学习精神、医院的学习机制、医院的学习过程（见图6-2）。

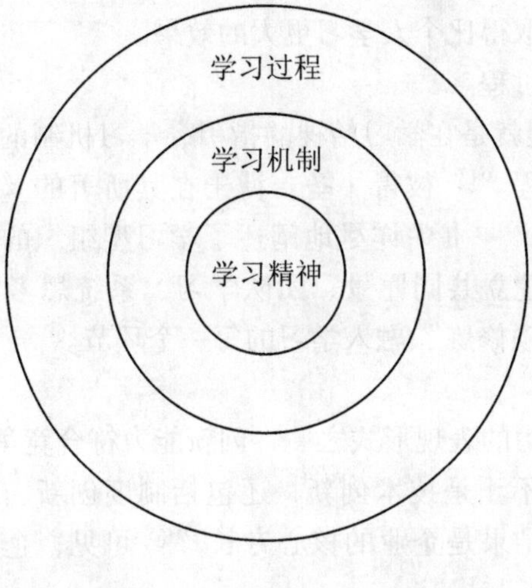

图6-2　医院学习能力结构

（1）医院的学习精神。

“学习精神是企业精神的一次升华，是企业精神在学习力层次上的体现。它是学习力结构的核心，决定和影响着学习力结构中其他层面的形成和发展。”②对于医院而言，学习精神就是医院的全体员工对于学习的态度和积极性，医院的学习精神和学习风气好坏直接关系到医院学习力的发展方向，还在很大程度上决定了学习力作用结果的质量。“如果没有一种开放的、彼此信任与理解的、愿意承担风险的、鼓励对话的、共享与合作的、激励个人与组织共同成长的学习精

①② 荆德刚：《企业核心竞争力的经济学分析》，吉林大学博士学位论文，2005年。

神，任何造就组织学习力的努力将化为泡影。”[①]

（2）医院的学习机制。

学习机制作为学习力的重要组成部分，企业学习力能够得到多大程度发挥和有效运行，需要一定的学习机制来提供制度支持和保障。对于医院而言，其学习机制包括两个部分，即学习激励制度和学习型组织。医院学习激励制度的合理与否关系到医院员工的学习动力和学习积极性，良好的学习激励制度能够从物质方面给予员工的学习行为一定的肯定，激发其学习动力。正如罗伯特·塔克所说：“强迫手段能够带来的只是对命令的被动的服从而已，只有当人民真正地被说服了，认识到政策的正确性，他们才会主动地、全力以赴地支持。”[②] 医院建设完善的学习组织对于确定学习目标和加强学习管理都有至关重要的作用，医院学习是一种团队型的学习方式，不同于个人的自我学习，医院完善的学习组织有利于组织成员相互配合，取得比个人学习更大的效果。

（3）医院的学习过程。

“企业学习的过程就是在学习精神的指引、学习机制的保证下，企业的学习型组织不断修炼的过程。”[③] 彼得·圣吉博士在其所著的《第五项修炼——学习型组织的艺术与实务》一书中详尽地阐述了学习型组织的五项修炼，即自我超越、改变心智模式、建立共同愿景、团队学习、系统思考。医院作为学习型组织，更要将上述“五项修炼”融入学习的每一个环节。[④]

3. 医院的创新力

创新能力是竞争力的表现形式之一，创新能力符合竞争力的形成标准。“企业创新能力的表现远不止是技术创新，还包括制度创新、组织创新、文化创新等，这些创新的综合结果是企业的核心专长。”[⑤] 可见，企业创新是多方面的创新，是综合实力的增长与提升。

对于医院而言，医院要把自身的创新潜力挖掘出来，转变为企业的竞争力，就必须以研究开发新的医疗产品、医疗技术、医疗服务为载体才能得以实现，医院的产品、技术和服务是医院核心竞争力的外在表现形式。医院竞争力产生并决定于医院的内在综合能力，其一旦形成变会反作用于企业创新力的发展，创新能

① （英）安德鲁·坎贝尔：《核心能力：以核心竞争力为基础的线路》，东北财经大学出版社 1999 年版。

② 转引自黄健：《造就组织学习力》，上海三联书店 2003 年版。

③ 荆德刚：《企业核心竞争力的经济学分析》，吉林大学博士学位论文，2005 年。

④ （美）彼得·圣吉：《第五项修炼——学习型组织的艺术与实务》，上海三联书店 2000 年版。

⑤ 郭涛、张彦志、王立群：《创新能力与企业核心竞争力关联研究》，载《经济与咨询》，2003 年第 3 期。

力又会直接影响医院产品的开发和医疗技术、医疗服务的提升，继而决定医院的竞争优势。医院创新能力、医院内在综合能力、医疗产品和技术等开发、医院创新能力与竞争力的相互作用机理（见图6-3）。

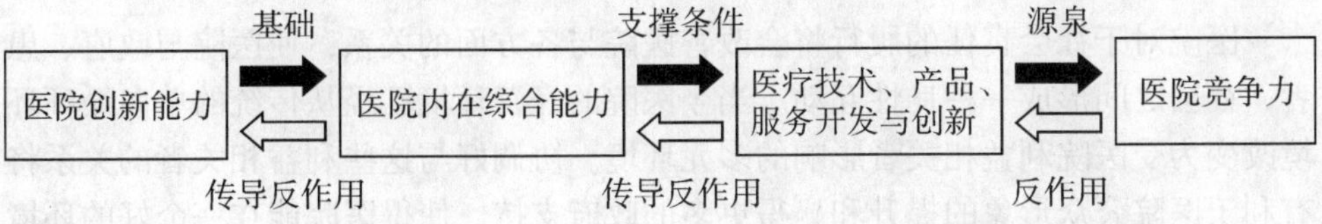

图6-3　医院创新能力与竞争力的相互作用机理

图6-3说明，医院创新能力是较医院内在综合能力更深层次的能力，它反映了医院实现其他各种能力的关键要素，是医院实现集约化发展、可持续发展的核心，也是实现持续的核心竞争力的根本。

（三）医院社会责任对医院竞争力的作用机理

从短期来看，医院承担更多的社会责任或许会影响短期利润。因为，医院承担社会责任将带来经营成本的增加，导致经营业绩下降，从表面上看起来医院承担社会责任与绩效呈现出负相关的关系。

然而，从长期来看，医院承担更多的社会责任将有助于其竞争力的增强，社会责任将塑造医院新的竞争优势，其主要表现在以下四点：

1. 效率优势

医院履行社会责任不仅体现在对社会的贡献，而且也体现在对内部员工的社会责任和关怀。医疗人员工作环境的改善以及对医疗人员各种权益的维护，可以提高员工的长期忠诚度，充分发挥员工的主动性和创造性，大大提高医院的运营效率。

2. 人才优势

医院履行社会责任可以使其成为人才高地，并可赢得长期回报。医院积极承担社会责任容易在社会公众中获得更高的信任度，更具有知名度，更易获得人们的好感和信任。这些都使得医院更容易招聘到并留住优秀人才，从而在市场竞争中获得更有利的地位。

3. 医疗安全优势

医院社会责任的承担将会增加医疗安全指数，降低医疗风险。医院切实将患者的生命健康放在一切医疗活动最首要的位置，坚持“以人为本，以患者为中心”的经营理念，将极大地降低医疗事故的发生概率。在当今市场经济条件下，患者会按照本人意愿和偏好选择就诊哪家医院。而患者往往会选择医疗水平高、医疗风险小的医院。所以，医院履行社会责任不仅带来了低的医疗风险，还带来了一定的经济效益。

4. 公共关系优势

医院对于社会责任的履行将会改善医院与各方面的关系，使医院与政府、患者、社会之间形成一种良性互动。当今医院的经营环境已经从传统的单向循环环境改变为受医院利益相关者影响的多元环境。协调好与这些利益相关者的关系将有利于医院公众形象的提升和赢得更多的政府支持，使得医院能在一个好的环境中发展。

二、医院的公益性必须通过履行社会责任来体现

公益性是相对于私立性而言的，按照社会福利经济学的观点，公益性是社会公平与公共福利事业效率的融合体，着眼于所有社会主体共同的整体利益。就医院而言，医院的公益性是指充分保证医疗服务输送过程的非营利性和共同福利性。目前，无论是公立医院还是民营医院，都在市场化的浪潮中，淡化了医院与生俱来的公益性品质，出现社会责任缺失现象。

（一）医院公益性的主要内容

公立医院和民营医院由于经营主体不同、社会定位不同，其公益性的具体内容也不同，公立医院和民营医院应根据各自的特点，履行不同的公益职责。

1. 公立医院公益性的主要内容

公立医院的公益性就是要保障医疗服务的公平性、适宜性及可及性，保证医疗卫生服务的质量和效率，承担社会基本医疗保障和公共卫生服务的重任，履行救死扶伤，防病治病的社会责任。具体而言，公立医院的公益性主要表现在八个方面：①减免贫困患者的医疗费用，免费体检，下乡义诊，免费送药，抢救治疗“无主病人”；②承担公共卫生及突发公共卫生事件的紧急救援；③医学科研和医学教育；④对基层卫生服务机构进行指导，免费培训基层医务人员；⑤改进就医流程，降低医院的运营成本，提高工作效率；⑥强化质量意识，改善医疗质量；⑦强化职业道德教育，构建和谐医患关系；⑧控制医药费用，防止过度医疗。

2. 民营医院公益性的主要内容

在对公立医院公益性进行阐述时，提出了公立医院公益性的八条具体内容，对照这八条“公益性”职责，民营医院几乎全部都可以“对号入座”。但是，由

于民营医院完全自负盈亏，缺乏有效的财政支持。所以，相对于公立医院而言，民营医院的“公益性”补偿则全靠自己，甚至还要向国家上缴营业税和所得税。虽然有些大型民营医院或多或少的得到过公共财政的政策性补偿，但是相对于民营医院自筹性补偿显得杯水车薪。基于这一现实，可以说民营医院在“公益性”的职责体现上已经远远超越了公立医院的“公益性职责”。

（二）医院的公益性现状

1. 公立医院的公益性现状

2006 年卫生部《卫生事业的改革与发展》报告中指出，我国公立医院运行机制出现了市场化倾向，公益性质淡化，存在主要靠向群众就诊收费维持运行和发展的状况。医院过度追求经济利益、忽视社会责任的倾向不仅加重了群众就诊的难度，也严重影响了医务人员和卫生行业的社会形象。

公立医院的公益性缺失主要表现在三个方面：①医务人员收取“红包”、“回扣”。公立医院普遍存在的“以药养医”现象，导致医务人员拿医药公司“回扣”来增加收入，另外，收取患者“红包”也呈现普遍化状态。②医患关系紧张。人民群众对医院和医生存在信任缺失，医疗纠纷日益严重。③医院诚信缺失，诱导过度医疗。由于信息不对称的存在，医院往往开大处方、滥检查、乱收费、滥用高档药品、滥用抗生素，或者诱导患者住院，并拖长住院天数。

2. 民营医院的公益性现状

目前，民营医疗机构在公共医疗卫生活动中扮演着重要角色，成为公共医疗卫生资源的有益补充[①]，民营医疗机构的发展有利于促进医疗卫生事业的公益性。然而，社会各界普遍对民营医院的公益性产生质疑，认为民营医院是完全市场化运营的，无公益性可言。对此，林婕、张亮认为，“公益性医疗服务的提供者应当包括所有经济性质的医院，即公益性医院不等于公立医院。民营医院同样也可以提供公益性医疗服务，例如以慈善为目的的社会性福利医院”[②]。

由于民营医院完全自负盈亏，大多数民营医院将经济效益放在首位，忽视了自身的公益性。其主要表现在三个方面：①医疗服务质量欠佳。由于医疗行业的专业性，医生与患者之间存在严重的信息不对称现象，向患者提供优质、可靠的医疗服务是医院的基本职责。但是，一些民营医院为追求经济利益，非法提供劣

---

① 参见 April, H. “Partnerships with the private sector in health”, Center for Global Development, World Bank, 2009: 11。

② 参见林婕、张亮：《民营医疗机构在保障医院公益性中的作用研究》，载《中国卫生经济》，2011 年第 5 期。

质的医疗服务。②信用缺失。诚信经营是每家企业最基本的职业道德素质，但是，由于我国法律不完善、监管不严等因素，许多民营医院存在虚假宣传、夸大治疗效果等现象，导致患者对医院失去信任。③举办公益活动目的不纯。民营医院举办公益性活动的初衷由于激烈的市场竞争而被扭曲，往往以吸引患者、兜售医疗服务等为最终目的。

（三）医院承担社会责任对其公益性的影响

无论是公立医院还是民营医院，其公益性丧失的深层次原因就是缺乏社会责任的履行。如果在医院管理中忽视了其社会责任，不注重自我约束能力的提升，而是一味地为了医院自身的和短期的利益，过度地或放任使用医疗卫生资源，那将会加重医疗供需的社会不公，影响社会卫生事业的整体发展，不但会加重一部分患者的承受能力，还会从根本上损害医院自身的利益，与医院的公益性相矛盾。

医院的社会责任是医院公益性的一种表现形式，公益性是其特殊的社会属性，社会责任是作为一般社会组织的共性。医院公益性的特殊属性和社会要求，决定医院承担的社会责任不同于一般的企业或其他社会组织，其要比企业或其他社会组织更加重视社会责任。医院的社会属性是以人为本为基础，而不是一切以经济利益最大化为出发点。对此，郑大喜认为："中国的卫生事业是实行一定福利政策的社会公益事业，强调医院社会责任的目的是使医院的卫生医疗更好地为人民的健康和社会主义现代化事业服务，社会效益和经济效益的双赢就是就最好地履行了医院的社会责任。"①

三、医院的良好形象必须通过履行社会责任来树立

社会主义市场经济的全面推进给医院的可持续发展提供了许多新的机遇，但随着竞争的加剧，医院面临着前所未有的挑战，"优胜劣汰，适者生存"的法则在市场经济中得到充分的体现。医院要适应市场经济的发展，树立良好的医院形象，要提高效益的同时注重医院的公益性，履行医院社会责任，是医院管理者的共识，也是医院可持续发展的必由之路。

（一）医院形象的内涵

医院形象源自于企业形象，医院形象理论是企业形象理论在医疗卫生服务行

① 郑大喜：《让公立医院还原公益》，载《中国医院院长》，2006年第4期。

业进一步发展的成果。

1. 企业形象概述

"形象"在《现代汉语词典》中的解释是"能引起人的思想或者感情活动的具体形象或姿态"，"形象"一词的内涵和外延不断发生变化。中国学者罗长海概括了"形象"的五层含义（见图6-4）：①个体形象是人之相貌，物之形状，这是形象的第一层含义。②类形象是指同类事物的与本质相一致的感觉表象，这是形象的第二层含义。类形象不限于视觉形象，而是概括和总结了各种感觉表象。③组织形象是组织的象征，这是形象的第三层含义。④艺术形象是指符合理想或理念要求的感性表象，这是形象的第四层含义。⑤创造形象是指人的本质力量对象化为客观存在。或者说，形象是符合理想本质的客观存在，这是形象的第五层含义。①

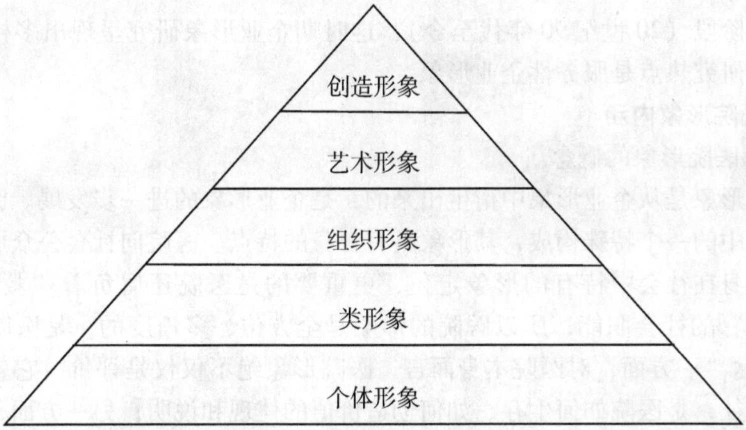

图6-4 "形象"的五层含义

在此，笔者认为企业形象是指企业实态在大众心中的主观感受，因人的认识程度和认识层次不同，大众对同一企业存在着不同的感受。

2. 企业形象的研究历程

对企业形象的研究始于20世纪50年代的西方国家。1957年Swanson从消费者的视角来研究企业形象，第一次明确提出了企业形象的概念②；1958年Artineau在《哈佛商业评论》上发表的《零售商店的个性》从管理的视角对企业形

① 参见罗长海：《关于形象五层含义的哲学思考》，载《社会科学辑刊》，2002年第3期。

② Swanson, C. E. "Branded and company images changed by advertising", ADMAP, 1957 (26), pp. 302-318。

象进行了研究，奠定了企业形象研究的开始，拉开了企业形象研究的序幕。

对企业形象的研究大致经历了三个阶段：

启蒙阶段（20 世纪 50 年代至 60 年代）：这个时期西方学者将形象与消费者行为联系起来，提出了“企业形象”的概念；还有一部分学者从定义和认识的角度进行研究。这个时期的研究对企业形象的概念达成共识，学者普遍重视对其特性和功能进行研究。

深入阶段（20 世纪 70 年代至 80 年代）：学者们对企业形象的特性和作用的研究进一步拓展。一方面，学者们开始从企业利益相关者的视角来研究其作用，并不仅仅停留在消费者的视角；另一方面，学者们开始注意企业形象对企业内部产生的作用，而不仅仅是对外的作用。此外，部分学者们从企业行为的视角分析企业形象的作用。在深入阶段的后期，对企业形象的研究内容更详细，研究思路更加拓展。

成熟阶段（20 世纪 90 年代至今）：这时期企业形象研究呈现出多样化趋势的发展，研究热点是服务性企业形象。

3. 医院形象内涵

（1）医院形象的概念。

医院形象是从企业形象中衍生出来的，是企业形象的进一步发展。医院是服务性企业中的一个特殊构成，其形象具有自身的特点。医院向社会公众展示的不仅仅是自身在社会中特有的形象定位，更重要的是医院还肩负着“救死扶伤，服务大众”的社会职能，所以医院的形象是全方位、多角度的，是医院整体状态的体现。“一方面，对医院本身而言，医院形象绝不仅仅是评价，它就是医院本身的特征，是医院如何生存、如何创造价值的体现和说明；另一方面，社会公众对医院业的印象和评价，并不是医院形象本身，而是医院形象发挥作用的效果，是对医院发出的形象信息做出的反应。”① 换言之，医院形象可理解为医院的价值取向与医院的社会功能所共同决定的医院特征，是医院在社会公众心中的整体印象，如认可度、声誉、公众的情感和威望。

对于医院形象，左建辉认为：“医院形象主要是指人们对医院素质与医院行为、医院各种活动成果的整体评价、总体印象与一般认定。它主要包括专科优势形象、医院技术形象、人才队伍形象、医疗设备形象、医德医风形象、医院管理形象及环境美化形象七个方面的内容。”② 而关鸿军则从医院文化的角度，对医院形象进行了具体阐述。关鸿军认为：“医院形象是医院通过自身的存在形式和

① 邓雷：《医院形象对顾客满意的影响研究》，南京财经大学硕士学位论文，2008 年。

② 左建辉：《浅谈医院形象的设计与塑造》，载《现代医院》，2005 年第 3 期。

行为向公众展示的本质特征，进而在社会和公众心目中留下的整体性印象和评价。它是医院建筑、内外环境、医德医风、医疗技术、医疗质量、管理水平、服务水准、医务人员素质、内部凝聚力及院容院貌等情况的综合反映。医院形象是医院文化的重要组成部分，是医院文化的外部表达，有赖于医院文化建设来完成。"①

在此，笔者将医院形象作如下界定：医院形象是指社会各界对于医院在实际运营和对外宣传中自然或者不自然透露出来的气质的一种主观认识和评价。

（2）医院形象的建设。

在市场经济的大背景下，良好的医院形象就像名牌商标，是无形资产。随着中国医改的逐步推进，现代医学的飞速发展，医疗市场的竞争空前激烈。因此，重视医院文化建设，树立良好的医院形象，对医院的生存和发展起着至关重要的作用，意义深远。

良好的医院形象应具备几点：首先，先进的医疗技术。这是塑造良好医院形象的核心。病人在医院的唯一目的是治病，一所医疗技术先进、医生水平高的医院自然吸引病人在此就医。其次，先进的医疗设备。这是树立良好医院形象的必备条件。随着医疗设备对临床诊断治疗作用的加大，患者对医疗设备的依赖和要求相应越来越高。医院拥有先进的医疗设备不仅增加了诊断的准确性，而且使患者对医院更加放心。再次，良好的服务质量和就医环境。这是塑造医院形象的基础，是患者对医院的第一印象。良好的服务质量是指文明的语言、热情的态度、规范的治疗和周到的服务。只有两者兼顾，才能得到患者最基本的认可。最后，和谐的人际关系。这是建立良好的医院环境不可或缺的一环，包括医患关系和医际关系。医患关系是主要矛盾，良好的医患关系可以降低"医闹"事件的发生。医际关系包括医生与护士、医生与医生、医务人员与管理及服务人员的关系等。良好的医际关系使全体工作人员能以健康积极的心态面对工作，有利于患者的治疗，同时也有利于医患关系的改善。

塑造良好的医院形象要依靠四点：①雄厚的实力作后盾。衡量一所医院的实力是否足够强大，主要是看它是否有一流的人才、一流的医疗设备、一流的学科。②依靠患者的口碑来铸造。患者的好口碑才是良好医院形象的真正所在。③依靠员工的言行去赢取。医院的形象不仅仅是靠院长、管理者和公关人员去赢得，更重要的是靠全部的医务人员共同努力去获得，每个人都是医院形象的代表。④媒体的宣传。现代社会信息越来越发达，无论是人们的学习、工作还是生活都离不开媒体。因此，现代医院的形象宣传也离不开媒体的传播，可以通过电

---

① 关鸿军：《医院文化与医院形象塑造》，载《现代医院》，2011 年第 9 期。

视、报纸、网络等宣传途径扩大医院的美誉度来营造医院的良好形象。

（二）医院形象与社会责任的关系

企业形象是企业文化的外在表现。医院属于特殊的社会服务性企业，良好的医院形象能为广大人民提供更为可靠的医疗服务。当前，中国医院面临激烈的市场竞争，医院形象的好坏直接关系到医院的生存和发展。医院形象的内容是全面的，主要集中在医疗技术质量、服务、环境三大重要内容上。现从医疗技术质量形象、服务形象和环境形象三方面来分析医院形象与社会责任的关系。

1. 良好的医疗技术质量形象是人民群众对医院基本的社会责任要求

利用先进的医疗技术医治好患者的疾病是对全体医务人员最基本的、义不容辞的社会责任要求，对维护社会安定、构建现代医院、发展和谐社会是一种有效的保障。因此，先进的医疗技术形象是塑造医院良好形象的前提。不管是医院的院长、管理阶层，还是医护人员都应该树立“一切以患者为中心”的思想观念，如果医疗安全出现问题，那么不仅医院的效益会受到影响，更重要的是没有保证患者的健康安全，危害了患者的利益。我国的《医疗安全管理制度》有八条：①医务人员应当具备良好的职业道德和医疗职业水平，发扬人道主义精神，履行防病治病，救死扶伤，保护人民健康的神圣职责。②遵守法律、法规，遵守技术操作规范。③对急危患者，应当采取紧急措施进行诊治，不得拒绝急救处置。④对毒、麻、精神药品严加管理，按制度用药。⑤对医疗设备、电源、氧气要定期检查维修，严格按照规程操作。⑥消防设备定期检查。⑦定期对职工进行安全教育。⑧各级各类医务人员恪守职责，严防医疗事故发生。医院的管理阶层应该严格按照以上条例对医院的医疗安全进行管理，为医院创造经济收益，塑造良好的形象，使先进的医疗技术深入人民群众心中。所以，先进的医疗技术与医院形象息息相关，医疗技术安全是医院必须承担的最基本的社会责任，是构建和谐社会的根本要求。

2. 优质的服务形象应该是医院奉献社会的永恒主题

医院的全体医护人员能否做到“一切以患者为中心”是衡量医院形象的一个重要标志。它能从中评判出医护人员的职业素养、职业道德、文明程度和社会公德。医院全体医务人员不仅要具备优良的服务水平，同时在现代化的发展下，医院服务也应该与时俱进，与先进的科技结合。例如：2012 年 4 月 21 日，北京市医院管理局与北京银行合作签约暨“京医通”揭卡仪式在北京友谊医院举行。双方携手推进这一重要的民生服务项目，助力市属医院整体服务水平提高。“京医通”服务项目，面向北京市非医保患者及外地来京患者发放京医通卡。此卡的使用将作为落实公立医院改革要求，进一步优化医院内部流程的重要手段，为非北京医保患者提供就医方便，促进市属医院服务水平的提升。据估算，将有占医院门诊量40%的患者获益。患者持“京医通”卡在原有挂号、缴费、检查、取药等环节节约大量排队等候时间，并通过卡内存储的就诊信息和费用信息实现跨院就诊和费用结算。随着推广进程，可在其余市属医院就诊、缴费，真正实现了一卡多用、多院通行。这是促进健康北京、支持医疗服务体系发展的重要举措，更是中国医院服务进一步发展的里程碑。因此，在社会主义市场经济条件下，如何对患者实行优质的服务，提高服务水平是一个新课题，应该具备与时俱进的精神和勇于探索的时代精神。

3. 良好的环境形象建设为医院提高社会服务功能提供必要的保障

对于医疗服务行业来说，医院环境是患者观察医院的一个“窗口”，医院环境的好坏是衡量医院对外形象的重要方面，它与患者在医院的治疗情况密切相关。在市场经济体制下，社会上的各类医院竞争激烈，为了满足人民群众日益增长的物质生活需求，应该加强医院基础设施的建设与改造。因此，要树立良好的医院形象，必须不断改善医院环境，提高为社会服务的整体功能。始于2003年的中国绿色医院建筑设计与装备展览会（China Sanitation Exhibition）是中国越来越重视医院环境的最好例证。每届展览会均以医院的生态环境与智能化建设为主题，大力宣传环保节能产品和数字化、信息化在现代医院建设中的应用。每次展出都有来自有建设任务的医院院长，卫生主管部门人员，医院后勤保障人员和医院装备管理、物流中心采购人员，国内外各大建筑设计机构、科研机构、工程承建施工单位和生产医院专用装备的企业等权威人士，他们从不同的角度，针对不同的施工方案，探讨新的建设理念，展示最新科技成果。从医院建筑的安全性、节能性基本点出发，特别注重环保化、人性化及紧急救治措施和手术室工程生命线建设，重点突出医院环境的长期可持续发展。因此，良好的医院环境是履行社会责任的最基本的前提条件之一。

四、社会责任投资是促进医院社会责任建设的新方向

医院在进行适度市场化改革时，很重要的一点就是鼓励引入多元化的投资方式，支持不同的投资主体参与到医院的建设当中来。社会责任投资（socially responsible investment，简称SRI）的理念不仅很好地解决了医院目前所面临的财政困境，而且社会责任投资将投资方向与社会责任相结合，将社会责任作为投资的参考指标之一，有利于促进医院加强自身的社会责任建设，促进医院的可持续发展。

(一) 社会责任投资的内涵

1. 社会责任投资的定义

虽然SRI这一投资理念无论是在学术界还是在实际应用方面，都得到了广泛的认可。但是，到目前为止，SRI仍没有统一的定义，比较有代表性的定义如下：

Cowton把SRI定义为，在投资决策中，除了常规的财务指标外，还包括社会、伦理和环境指标的一种投资方法。①

Auke Plantinga和Bert Scholtens认为，SRI是指投资者在投资决策中结合了个人的价值取向和对社会的关注，不仅考虑投资者的金融需求，而且强调投资的社会影响的投资方式。

美国社会责任投资论坛（SIF）认为，SRI是一种基于环境准则、社会准则以及经济收益的投资模式，在衡量投资回报的同时，还关注诸如环境保护、生态保护、人权保障、劳工利益等一系列社会问题。

欧洲社会责任投资论坛（Eurosif）认为，SRI将投资者的财务目标与对社会、环境以及道德（social，environmental，and ethical，简称SEE）的关注结合起来。随着社会形势的不断变化，SRI所关注的非财务因素也在不断改变增加。

从上述几个定义可以看出，社会责任投资是指在选择投资对象时，不仅要关注投资对象的财务、业绩，而且要关注社会责任的建设情况。在此，我们将社会责任投资定义为：在进行投资决策时，将投资对象的道德、社会和环境价值纳入投资决策中。

2. 医院社会责任投资的定义

在查阅相关资料后，发现涉及“医院社会责任投资”研究的内容几乎没有，部分资料也是在谈及“公益性机构社会责任投资”时，顺带将医院囊括其中。有些资料将医院作为一个投资者，而不是一个被投资对象。如王江姣认为，“现在的社会投资主体包括个人、商业企业、大学、医院、基础设施、抚恤基金、公司、宗教团体和其他非营利性的组织，更多的不同职业不同阶层的人们开始按照自己的信仰、理念进行社会责任投资”②。但是，笔者认为，由于医院本身也兼有营利性的特征，其既可以作为社会责任投资者，也可以作为被投资的对象。对于目前“医院社会责任投资”的研究空白，笔者认为有两点原因：一是社会责任投资的理念引入我国时间不长，还没有引起足够的重视；二是我国医院的社会

① Cowton, C. J. “Accounting and financial ethics：form margin to mainstream?”, Business Ethics：A European Review, 1999,（8）。

② 参见王江姣：《论社会责任投资》，武汉理工大学硕士学位论文，2008年。

主义性质，让投资者丧失投资兴趣，更不要说社会责任投资。

但是，随着“新医改”步伐的加快，在其强调增加医疗机构投资主体和完善医疗机构投资渠道的同时，应将社会责任投资的理念适时引入到医院投资中，以完善医院的投资理念，更好地体现医院的公益性。在此，结合对社会责任投资的定义，将医院社会责任投资定义为：投资主体在对医院进行投资时，将医院的社会责任建设情况整合到投资决策之中。

（二）社会责任投资促进医院社会责任实现的具体方式

1. 对投资医院的自由选择权

投资者具有投资自由的权利，其可以决定是否投资以及投资于哪家医院、拟投资医院的具体投资数额、投资后是否退出以及何时退出等权利。社会责任投资者运用投资自由的权利来筛选拟投资医院。这种自由选择的权利可以分为两类：一是消极筛选策略，即投资者可以选择对那些社会责任履行不好的医院拒绝投资，或者当已投资医院社会责任履行较差时选择退出；二是积极筛选策略，即投资者寻找那些社会责任投资良好的医院，并予以投资（见图6－5）。总体来看，只有通过财务与社会责任双重标准检验的医院才能获得社会责任投资者的投资，这一筛选策略对医院的经营管理行为的市场导向作用和影响力是不言而喻的。

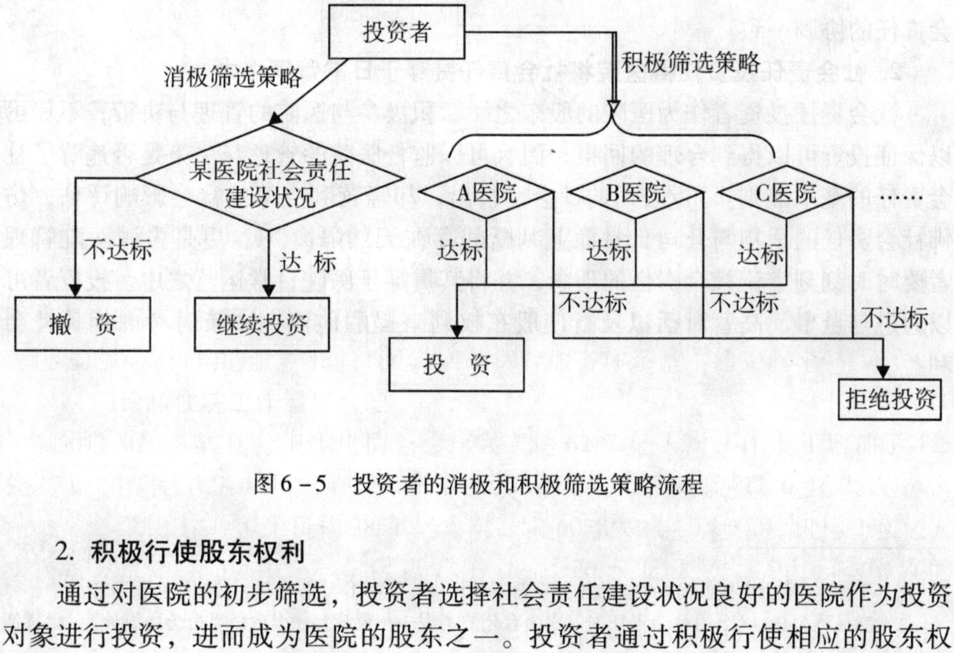

图6－5 投资者的消极和积极筛选策略流程

2. 积极行使股东权利

通过对医院的初步筛选，投资者选择社会责任建设状况良好的医院作为投资对象进行投资，进而成为医院的股东之一。投资者通过积极行使相应的股东权利，直接推动医院主动履行社会责任，以实现投资目的。投资者可以利用作为股东享有的知情权来了解医院在环境保护、职工权益保障、社区维护等社会责任方面的表现，股东知情权是社会责任投资功能发挥的前提条件，社会责任投资者通过行使知情权获取医院社会责任履行信息后，再决定是否需要采取进一步的行动以及如何采取行动来纠正医院错误行为；投资者也可以提出有关社会责任的提案，建议或者请求医院管理者做出增进社会公益的行为或者避免做出损害社会公益的行为。

（三）社会责任投资在医院社会责任实现中的优势

1. 社会责任投资是医院的营利性与公益性的平衡点

“社会责任投资目的在于实现经济效益和社会效益的双赢，因此，社会责任投资具有双重目标，即同时获取经济收益和社会收益。”① 对于医院而言，由于近几年政府对医院的财政支出难以平衡医院运营的成本，医院又缺乏资金来源，导致医院为维持营利而丧失公益性的本性。而对医院进行社会责任的投资正是基于医院营利性与社会责任承担的同一性，即医院在履行适当的社会责任同时，不影响其赢利能力，甚至有助于促进其更好地实现长期利益。社会责任投资的投资者既注重投资医院的财务绩效又注重投资医院的社会责任履行情况。社会责任投资者通过财务指标和数据分析并采取积极的行为，来实现投资医院的营利性与社会责任的协调一致。

2. 社会责任投资使得医院将社会责任贯穿于日常管理之中

社会责任投资者作为医院的股东之一，积极参与医院的管理与决策，不仅可以保证投资可以得到合理的回报，而且可以监督医院的管理与决策是否违背了社会责任的基本准则。“重公司的社会性付出，却轻营利决策的社会影响评估，仿佛社会责任的承担与公司日常商业判断间存在天然隔离”②，更是告诫医院管理者要时时刻刻牢记社会责任的理念，并将其贯穿于医院日常运营之中。投资者可以通过与董事、高管对话以及行使股东权利来提醒他们在决策时考虑相关社会利益。

---

① 王伟：《社会责任投资：中国未来投资新领域》，载《WTO经济导刊》，2011年第10期。

② 参见蒋大兴：《公司社会责任如何成为有牙的老虎——董事会社会责任委员会之设计》，载《清华法学》，2009年第4期。

第二节　完善医院社会责任的路径分析

目前，“看病难、看病贵”的问题已经明显地严重影响我国医疗卫生事业的发展，这就要归结于医疗服务的过度市场化。医疗卫生服务的公平性和可获得性相对比较低，这就导致了社会各界对医院公益性的质疑愈演愈烈。因此，医院社会责任的履行和公益性的建设成为全社会共同关注的热点。

在中国社会主义制度的大背景下，社会责任对医院更有特殊的意义。在管理实践中，社会责任既不是医院天然具备的属性，也不是舆论呼吁就可以解决的问题，加大政府的支持与干预、强化医院“患者至上”的社会责任理念、加大社会中介组织的培养等都是完善医院社会责任的有效路径。

一、政府是医院社会责任建设的指引者

2012 年，不仅仅是深化医药卫生体制改革承上启下至关重要的一年，同时也是全面实施“十二五”期间深化医药卫生体制改革规划暨实施方案的开局之年。为此，国务院办公厅于 2012 年 4 月 14 日颁布的《深化医药卫生体制改革 2012 年主要工作安排》(《工作安排》)，要求以建设符合我国国情的基本医疗卫生制度为核心，坚持把基本医疗卫生制度作为公共产品向全民提供的核心理念。这就充分说明了政府在医院公益性以及社会责任建设等方面具有不可替代的重要作用。

（一）增加财政投入，让医院重归公益性

企业化的经营管理模式是目前我国公立医院与民营医院普遍采取的经营管理模式，医院既要解决自身的生存和发展问题——设法改善医疗环境以吸引患者、提升工作环境以留住人才，又要承担传染病防治、“无主病人”救治等公共卫生服务的费用。由此，医院的资金必然会面临紧缺状况，医院的生存压力很大，医院若要重新拾回其应有的公益性，那么政府势必要加大对医院的投入。

党的“十七大”报告中指出“强化政府责任和投入，完善国民健康政策”，进一步明确了政府的责任，也为医院进一步履行好社会责任提供了强有力的保障。为进一步贯彻 2009 年的新医改方案，2010 年 2 月卫生部等五部委联合发布了《关于公立医院改革试点的指导意见》中也提出了“要加大政府对公立医院

的财政投入”。政府最初出于承担公共产品以提高全体社会成员的健康，出资建立了公立医院，赋予了其生存的基本能力，公立医院具有自我发展的条件及支持后，就会义务为政府的目标而服务，履行对社会的责任，不以营利为主要目的而生存和发展。为了维持医院的公益性本质，政府就应该继续给予医院以一定的财政支持，让其更好地发挥“救死扶伤”的社会职能，更好地为广大人民群众的健康服务。

（二）增加投资主体，完善多元化的投资方式

随着社会主义市场经济体制的不断完善，市场经济的不断推进，政府单一投入的传统投资方式已经不能满足当今我国卫生事业发展的要求。当今公立医院过于垄断主要是由于卫生公益性产品的供给方比较单一，这就造成了市场本身的竞争机制的作用无法在医疗卫生服务市场得到有效发挥，从而导致卫生公益性产品多样性的缺失，市场无法满足社会不同层次人群的不同需求。《关于公立医院改革试点的指导意见》中公立医院试点改革的内容之一就是要加快推动办医格局的多样化，鼓励、支持和引导社会资本发展医疗卫生事业，积极激励社会力量参与到开设非营利性医院中来。

政府部门不一定要直接投资对医疗卫生服务等产品的生产与销售，其需要做的就是培育一个均衡的医疗卫生服务市场，从而可以到市场上去购买公益性医疗产品。这样就可以引入竞争机制，让不同的市场主体协调发展，使卫生公益性产品的单一供给可以逐步向多元供给方向转变与发展，引导现有公立医院健康发展，提供能够满足各层次人民医疗需求的、优质优价的公益性产品。

（三）健全监督机制，优化医院运营管理模式

当今的中国，很多医院都存在着严重的产权不清、职责不清以及监督约束机制不健全的问题。而上述现象在公立医院则尤为明显突出，问题的根源则在于政府既是医院的建设者又是医院的管理者。因此，医院在实际运营的过程中缺乏行之有效地监管，从而导致公立医院缺乏竞争意识而乐于安于现状。在《关于公立医院改革试点的指导意见》中提出，要改革公立医院管理体制，明确各级政府举办公立医院的职责，积极探索“管办分开”的合理有效形式。而在对于公立医院管理者的绩效评估上，政府没有设立关于社会责任的具体考核标准，管理者只要使公立医院收入与业务支出持平，其管理模式就会得到大多数人的认可。所以，要有效提高公立医院的公益性，政府就必须全面认识和切实执行“管办分离”的管理理念，建立健全对公立医院及其管理者的考核标准与机制，将其对社会责任的履行情况作为考核的主要标准之一。

二、法律是医院社会责任建设的有力保障

目前，我国就医矛盾及医患双方不和谐现象频现媒体报道。2012 年 4 月 15 日，中央电视台新闻综合频道名牌栏目《今日说法》以“父亲离开的日子”为题，报道东海县法院对一件医患纠纷案的审判和执行情况，叙述了东海县法院、县医院六年如一日关心爱护弃婴“小石头”的故事。这一方面反映了我国医疗纠纷还时有发生，更重要的是其反映了我国与医患关系相关的法律法规仍存在着空白和缺失。可见，健全的法律法规在保障医院履行社会责任、体现公益性方面发挥着至关重要的作用。

随着市场经济的进一步发展，我国的法制建设也逐渐完善，法律法规更加健全。这就为社会适应医院体制改革、为缓和医患关系提供了制度基础，完善了构建社会主义和谐社会的内容。健全完善的法律法规体系让医院在经营过程中可以有法可依、有章可循，为公立医院充分履行其社会责任营造出良好的法律氛围。

（一）创建“第三方”机制，公平化解医疗纠纷

新医改方案出台后，各地纷纷出台了相对完善的规章制度来依法保障医院履行社会责任，针对医疗监管的空缺和盲点采取了相应措施，以理顺各种医疗关系和解决各种医疗纠纷。比如：2008 年深圳市卫生局为能客观、公正地解决医疗纠纷，引入“第三方”政策，起草了《深圳市医疗纠纷防范和处理暂行办法(征求意见稿)》。在该办法中首次明确了医疗纠纷防范和处理机构的具体设置情况，并在调解程序设置上有所突破，成立了“医调委”。天津市推行的医疗卫生改革诸项措施之一，专门负责调解医疗纠纷的“第三方”——天津市医疗纠纷调解委员会成立。该委员会隶属于天津市司法局，由具有临床医学、药学和法学等方面资质的人员组成，与该市卫生局无隶属关系。此后，凡索赔额超过 1 万元的医疗纠纷，必须经医疗纠纷调解委员会调解，医院无权私下解决医患纠纷。此举不仅增加了医疗纠纷解决过程的透明度，让患者放心，同时也让医院免去面对少数患者无理取闹时，一味息事宁人，出“高价”化解纠纷的无奈。[①] 合理完善的“第三方”解决和化解医疗纠纷的机制，保证了解决过程的规范化以及结果的公平性。

---

① 参见陈建强：《调解医疗纠纷有了“第三方”》，载《光明日报》，2009 年 2 月 15 日。

（二）立法保障医院履行社会责任，为医院发展创造良好的外部环境

“医院必须面对的各种社会环境因素均已发生巨大变化。面对国家补偿机制的不足和社会舆论的不支持、不理解，既不能减少承担国家交给的责任和任务，又不能为自谋生路而丢了自己的本分”①。“公立医院所有者（政府）往往强调医院的公益属性，管理者在市场化的大背景下面临着医疗市场的竞争和员工关注收入的压力。”② 因此，需要通过法律来规范政府对于公立医院财政补偿制度和程序，以此来保证公立医院的公益性。对于扰乱正常医疗秩序、严重影响和阻挠公立医院履行社会责任的行为给予法律上的制裁，以此提供和谐、健康的医疗执业软环境，使公立医院有决心、有信心承担好社会责任。无论是从医疗市场政策优惠、政府投入，还是社会对民营医院的认可程度等来说，民营医院都面临着巨大的挑战，生存与发展举步维艰，民营医院要履行社会责任就更加需要立法保障。

（三）建立保障与约束并举的管理机制，改进卫生服务的应变性

医院不是单纯以营利作为最终目的组织，但是具备一定的赢利能力是维持医院正常运转的前提条件。医院承担过多的类似“无主病人”救治、灾后医疗救助等任务时，其营利能力就会受到一定影响。因为这部分活动带有公益性和免费性，需耗费医院大量的人力、财力、物力。为避免医院在面对“公益性救助”和“收支平衡”时的犹豫不决，面对“无主病人”救治等类似情况时，相关卫生行政部门应建立和完善医生执业应急管理机制，在医患双方充分沟通的基础上，选择最为恰当的治疗方式。同时，在进一步严格规范医务人员操作准则的基础上，恰当采取事后免责制，使公立医院真正全面履行救死扶伤的社会责任，将“局部作为”转化为“全面作为”；面对灾后医疗救助等类似情况时，政府部门应建立合理的费用补偿机制，以给予医院合理的费用补偿，以鼓励医院的人道主义行为。

三、医院应自觉加强社会责任建设

政府的支持与干预大部分针对公立医院。虽然，民营医院在一定程度上也受

① 李俭：《浅议公立医院社会责任的思考与实践》，载《中医药管理杂志》，2009 年第 2 期。

② 徐爱军：《医院社会责任和治理结构：一个整合的视角》，载《中国卫生事业管理》，2009 年第 6 期。

政府部门的监管，但是作为经济社会市场化的产物，民营医院在经营过程中更多的还是要靠本身的自我约束。然而无论是公立医院还是民营医院，都应该自觉加强其社会责任建设，承担应有的社会责任。这不仅事关医院自身声誉以及发展前景，更是促进我国经济社会全面健康发展的重要一环。

（一）树立正确的指导思想

党的“十七大”报告指出，科学发展观，第一要义是发展，核心是以人为本，基本要求是全面协调可持续，根本方法是统筹兼顾。对于医院来说，“以人为本”的内涵应该囊括两个方面：一方面是以患者为中心，要把患者的生命安全以及人民的身体健康始终放在医院一切工作的首要位置，全心全意为人民服务，“想患者之所想，急患者之所急”；另一方面是以医护人员为基本，把医院员工基本权益的保障与满意度作为医院管理工作的出发点和根本归属。全面协调就是对影响医院发展的诸多要素做到系统思考，从大局出发，做到统筹兼顾，让全面协调的思想涵盖和体现医院社会责任以及医院发展方方面面的内容。因此，医院管理者一定要正确处理好涉及医院发展的基本关系：社会效益与经济效益的关系、物质文明与精神文明的关系、软件建设与硬件建设的关系等，做到既要重视当前的发展和眼前的利益，又要着眼长远、重视长期利益，义与利并重，诚信经营。

（二）培育优秀的医院文化

优秀的企业文化作为公司的软实力，决定着企业整个发展过程及发展方向，对企业的生存与发展有着重要的作用。医院文化是指医院在长期的发展过程中形成的，为医院成员所共有的思想作风、价值观念和行为规范。医院文化是“医院文明的基础，是社会文化的一个重要组成部分，是以人为中心，以调动职工积极性为目标，运用文化的力量和方式对医院进行管理的管理形式。它具有医院特色和属性，渗透并影响医院工作的方方面面”①。对医院本身的发展而言，优秀的医院文化可以增强医院员工的凝聚力；对整个社会的进步而言，它对于社会主义和谐社会的建设极其重要；从价值属性方面而言，医院社会责任是医院文化的外在表现和重要内容，同时也是医院文化未来发展的重要趋势之一，两者是相辅相成、相互作用的。由此可见，完善、优秀的医院文化建设，可以更好地促进医院履行和承担其应负的社会责任。

---

① 张兰、黄艺蕾：《浅谈医院文化》，载《法制与社会》，2009 年第 4 期。

医院文化建设涵盖了医院物质文化、医院意识文化、医院管理文化各个方面。医院文化是一所医院的精髓和灵魂，是一所医院的根基和底蕴，医院的生存与发展离不开医院文化的建设与传播。建设优秀的医院文化应该从以下三个方面进行。

首先，人人参与医院文化建设。“没有广大职工参与的医院文化建设只能是水中月、镜中花，唯有广泛发动群众、统一思想、激发每一位职工的爱岗敬业精神，才能真正发挥医院文化作文一种先进文化的积极作用。”① 只有人人参与医院文化建设，让医院文化植根于群众实践这片肥沃的土地，才能使医院更加茁壮、健康成长。

其次，落实“以患者为中心”的服务理念。医院的公益性属性决定了医院的文化需带有服务性的品质。正如前文所述，因为医院的主要服务对象是患者，其对广大人民群众的健康负有重大责任。因此，医院服务文化必须是围绕“以患者为中心”的全方位服务，要求把患者的利益摆在首位，提升和完善医院自身的服务意识，扩大和延伸医院自身的服务范围，优化医院自身的服务流程。为满足人民群众随时随地的医疗保健需求，医院可以开设各科无假日门诊以及夜间门诊，方便患者就医；医院应针对就医流程繁杂的现象建立就医服务一站式服务中心。对于患者而言，医院应切实尊重和保障其合法权利，在诊治过程中“患者有权获悉有关病情的全部信息，有权对医务人员的诊疗方案做出同意或拒绝的选择。有权监督医疗机构、医务人员的行为”②。

最后，抓好医院环境文化建设。优美整洁的就医和疗养环境不仅可以给患者带来愉悦的心情，同时也可以大大提高医疗人员的工作热情和工作积极性。所以，医院应创造条件积极改善医院的内、外部环境。如果能将医院环境文化建设落到实处，在改善环境过程中处处体现人文关怀和人性化服务意识，必将给医患双方带来无穷的好处。因此，“医院的建筑、绿化、美化、布局等院容院貌，病人就医时的医疗环境方便程度、道路指示是否明确”③ 以及病区的管理是否安全有序，诊室和病房环境是否安静、舒适、温馨的诊室和病房环境，都关系到医院各项医疗工作能否井然有序地开展，最终关系到医院在社会中的地位和形象，关系到医院在老百姓中的口碑。

---

① 曹建文：《现代医院管理学》，复旦大学出版社 2003 年版。

② 参见孙冬：《论和谐医患关系的制度基础》，西南政法大学硕士学位论文，2010 年。

③ 参见关鸿军：《医院文化与医院形象塑造》，载《现代医院》，2011 年第 9 期。

（三）明确医院的职责范围

由于中国区域经济发展状况的不同，所以各级医疗机构在医疗实力和影响力都存在着较大的差异。而且根据其规模的大小，各级医院服务的对象和工作内容亦不同，相应的就很难用统一的社会责任标准去要求不同级别的医院。对于综合性大医院而言，由于其具有较高的医疗技术水平、先进的医疗设备、权威的医疗专家，就应该发挥其自身的优势，积极救治患有重大疾病和疑难疾病的病人，以及“通过外派专家会诊或义诊，以及远程会诊方式对县级医院进行医疗指导，向有需求的医院外派专家进行定期出诊和疑难会诊、手术及指导查房”[①]。另外，有条件的医院还可以举办一些公益性的健康宣传和免费惠民门诊等，实现更多的真正让利于民。

对于服务范围是多个社区甚至乡镇的县级医院来说，它起着承上启下的关键性中转和枢纽作用：一方面，县级医院要选派本院医疗人员去大医院学习锻炼，提高自身的医技水平；另一方面，县级医院承担帮扶乡镇一级医疗机构的任务。因此，县级医院应建立并完善双向转诊机制，这样不仅能缓解大医院看病难的问题，还能够方便患者就近就诊，降低群众的医疗费用负担，更好地体现医院的公益性。

而一些乡镇、社区的基层医院，主要职责就是为社区、乡镇居民提供多发病、常见病的医疗，承担预防、保健、康复等全科医疗服务，为居民健康提供最基本的保障。由于目前中国财政对于基层医疗机构尤其是一些经济不发达地区的乡镇卫生院投入严重不足，导致乡镇卫生院人才匮乏、技术水平低下，其自身的生存和运转都存在困难。对于这些医院来说，较高层次的社会责任是难以达到的，在完成一些基本医疗服务后，对附近的居民进行一些健康宣传和教育等，在自己能力范围之内履行最大的社会责任。

（四）改革医院的补偿机制

医院的可持续发展的经济来源主要依靠政府财政补贴和医院的自身收入，随着新医改方案和配套措施的逐步实施，“以药补医”的医院补偿机制正在发生改变，因此，必须要加快健全和完善医院的补偿机制。

目前医院补偿机制的现状：①卫生投入总量占卫生总费用的比例偏低，政府对医院的财政投入不到位；②医疗收费补偿政策不完善，医院医疗收支亏损严重；③医院存在盲目扩张的局面，建设支出巨大；④公益性支出和退休人员各种

① 参见徐克：《践行大医院社会责任　帮扶农村县医院建设》，载《辽宁经济》，2009 年第 7 期。

费用使得公立医院的经济负担加重；⑤新医改逐步取消药品加成后，医院面临着入不敷出的亏损局面。

医院的补偿机制一直困扰着医院的生存和发展，只有不断完善医院的补偿机制，才能促使医院健康可持续发展。政府应采取多种措施尽快完善医院的补偿机制。

1. 加大政府对医疗卫生体系的投入

通常，我国政府为维持医院的收支平衡以及促进医院的发展而进行的补贴可分为专项补助和经常性财政补助两大部分。虽然，这两大部分投入在数量上呈现逐年上升的趋势，但是相对于社会经济发展对医院的要求来说还是有很大的差距，政府给予医院的财政补贴占财政总支出和医院收支的比重较低。应该根据新医改要求，落实医院补助政策，逐步加大政府投入，将政府的财政投入主要用于基本建设、设备购置、扶持重点学科发展、符合国家规定的离退休人员费用和补贴政策性亏损等，对承担的公共卫生服务等任务给予专项补助，形成规范合理的医院政府投入机制。

2. 合理配置医疗资源，杜绝公立医院盲目扩张

政府应该树立医疗体系的宏观性全局观念，切实加强对医疗卫生资源的合理配置，对医疗机构、从业人员、医疗技术应用、大型医疗设备等医疗服务要素实行严格的准入制度，按照区域卫生规划要求进行整体性的系统配置。医院的建设项目以及大型医疗设备购置项目所需资金应确保筹集到位，否则不予立项或审批；对符合区域卫生规划的公立医院基建投资需求应通过财政专项补助和医院累积的结余资金来解决，坚决杜绝医院超出自身偿债能力而高额举债。要严格控制医疗机构的重复建设和盲目扩展，通过调整医疗资源在各地区的配置，实现医院的规模效益最优。

3. 适时调整医疗收费价格，提高劳务性和技术性医疗服务价格

随着市场物价水平的不断上涨、医疗新技术的应用，医疗服务价格与价值越来越相背离。其中，劳务性、技术性收费价格明显偏低，没有体现出高技术和复杂劳动的价值，长期低于成本的收费造成了医疗收支的亏损主要依赖药品价差来弥补。根据医改新方案和有关配套文件的要求，医院要逐步实行药品零差价。因此，当前应尽快出台相关政策以提高劳务性和技术性医疗服务价格，根据物价指数、医疗成本消耗、医疗服务需求、医疗复杂程度和难度等因素对医疗收费标准进行一次全面的调整。通过调整，使得技术型、劳务型收费占公立医院收入的比例得到进一步提升，药品收入和大型医疗设备使用收入占比下降，医院的医疗纯收入有所增加，保证公立医院政策性亏损能够得到及时和足额的补偿。

4. 采取多种措施降低医疗服务成本

在降低或取消药品加成的情况下，设立药事服务费只能补偿医院部分合理成本，另一部分可以通过开展医疗成本核算降低医疗成本来解决。当前，应通过改革医院内部人事管理和收入分配制度，坚决废止医务人员的工资、奖金与业务收入的挂钩，转向与工作量、工作效果的考核相联系，进一步强化医务人员激励机制，建立以岗位和职级为基础、总额控制、分配合理的工资制度，充分调动医务人员的积极性。同时，应重视医院的经营管理，建立健全经济管理规章制度，运用科学的成本核算方法全面开展医疗成本核算和成本控制，大力降低医疗服务成本，促使医院经济运行向着高质量、低消耗、高效益的方向发展。

5. 确保对公立医院承担的公共卫生服务和社会职能的投入

当前要保证公立医院承担的公共卫生服务的经费投入，对公益性较强的妇幼保健院、精神病医院、传染病医院以及需重点扶持的中医院要重点投入；对一般的综合性医院，财政资金应重点保障医院在提供公共卫生服务、基本卫生服务、突发公共卫生事件处理、“无主病人”的欠费等方面的支出，并区分不同的补助方式。对于离退休职工，财政应全额负担其工资、福利和社会保险，不应该由公立医院依靠自身收入来解决。

（五）院长的职业化

除了医务人员，医院院长作为医院的首要管理者，其对于社会责任的认识程度以及是否在平日的运营管理过程中融入社会责任的理念等直接或者间接影响医院履行社会责任的能力和效果。“医院院长在医院管理工作中扮演着举足轻重的角色，医院的战略管理是医院院长的主要工作职能，而筹集资金、开拓市场、文化建设、建立机制、质量管理也是中国医院院长的重要工作职能。由此六大职能产生的具体工作错综复杂，根据层级原理，应由各级各类管理者去抓好落实工作。但是作为院长，则必须明确六大职能，做到统领全局。”①

院长的管理重点应该由重点追求经济效益转为追求医疗服务质量和社会效益。目前中国的医院中，院长大多是由卫生行政部门任命。所以，为了提高医院的公益性，公立医院改革需要解放院长，建立公立医院的法人治理结构，让院长向董事会负责，董事会对院长进行社会责任方面的考核。除此之外，要使院长职业化。“现在很多医院是专家型的院长，院长的重点不是在管理上，而是在医学专业上。由于管理松懈、不科学，或者管理者随心所欲，一些公立医院盲目扩张，设备追求高精尖，投入大而利用率低，以致闲置浪费情况严重，自身运转都

---

① 王明晓：《中国医院院长的工作职能》，载《中国医院院长》，2006 年第 2 期。

困难，更难以体现公益性。”① 探索建立医院法人治理结构，推进医院院长职业化、专业化建设，是医改的重要内容，也是一个长期的过程。

四、社会为医院社会责任建设提供和谐环境

无论是公立医院还是民营医院，作为社会大家庭的一员，在经营活动中不仅要做到对社会负责任，还要接受社会的监督与约束。利用共同的社会力量让医院的行为运营管理合理化和透明化，以社会大家庭“主人翁”的姿态增加对社会的担当和责任。

（一）发展非营利组织

医院社会责任的履行，不能仅依靠医院的自我意识和政府的监督，还要积极发挥第三方的作用。相对于国内而言，国外对于第三方组织的利用显得更加成熟、运作模式也更为完善。美国为了抑制医疗费用上涨，建立了利用审查制度和同行审查组织，对卫生服务利用进行审查，不合理的设备利用将不会得到成本补偿。这些“第三方”组织，也可以称为“第三部门”，即非营利组织，是指具有超出政府机构和私人企业而独立运作，不以获取利润为目的，而以推进社会公益为宗旨的民间团体，其运营资金来源于政府资助、社会捐赠和免税经营收入等。

要充分发挥第三部门的行业治理作用，推动医疗行业的社会中介管理组织的繁荣发展。医师协会、医疗机构协会等社会组织应发挥对医疗服务行业治理的社会功能。专业化的行业协会具有很强的专业性和自律性，在医疗服务机构管理中可以发挥卓有成效的作用。完善第三方组织，增加其运营的独立性，使得它们在对医疗机构进行评估和监督等方面不受其他因素干扰，从而保持结果的公正合理。

（二）完善医疗保险机构

在整个医改中，医疗保障制度是最为重要的一个环节。在公立医院的收入中，医保所占的份额越来越大。对于医院那些违规操作的费用，医保部门进行审核后，可以不予偿付。在医疗保险市场上，费用高昂、价格不合理、乱收费、以药养医的医院，会使得医保机构将其排除在定点范围之外，从而严重影响医院的医疗市场份额。这在一定程度上可以对公立医院的公益性进行有效的监督。医疗

① 胡祖斌：《试论公立医院公益性缺失的原因及对策》，载《医学与社会》，2010 年第 5 期。

保障制度的先行改革为公立医院的补偿机制和运行机制的改革消除了一定的前提障碍，加快了公立医院的改革步伐，真正让公立医院回到公益性道路上来。

对于民营医院而言，可以适当选取规模较大、管理完善、口碑较好的大型医院参与到医保中来，增加医疗保险市场的竞争主体，从而使无论公立医院还是民营医院都在激烈的竞争中规范自己的行为，积极履行社会责任，树立良好的社会形象和增加患者的信任。

（三）培育资本市场

资本市场是公司外部治理中一种有效的手段，主要通过收购与重组的威胁给予管理者一定的压力。如果公司经营管理不善，公司就有可能面临被收购的危险，而管理者就会被替代，在这种威胁之下，为了保持自己在管理层的位置，管理者就会积极主动地搞好医院的管理工作。而目前，我国还没有形成公立医院的资本市场，院长是任命的，其不需要对“市场”负责，只需要对“市长”负责。

而对于民营医院，应该积极鼓励多元化的开发主体，将各种合法的资金引入到民营医院中来。这样既可以增加民营医院的活力，减轻其生存压力和负担，使得民营医院能够可持续发展；又可以完善民营医院的治理模式，多元化的开发主体必然会带来现代化的管理模式，而不再是“家族式”、“家长式”的管理模式。

第三节 结论、启示与研究展望

一、研究结论

本书以我国医院社会责任为主要研究内容，紧紧围绕医院为什么要承担社会责任、医院该承担什么样的社会责任、医院如何承担社会责任、医院承担社会责任对医院本身有何影响、怎样强化医院社会责任建设六大核心问题展开了科学化和系统化的研究，其主要结论如下。

1. 医院应该承担社会责任

本书从理论基础和现实依据两方面出发充分论证了医院应该承担适当的企业社会责任，从可持续发展理论、利益相关者理论、道德伦理理论、层次责任理论和战略理论五个方面阐述了医院承担社会责任的理论基础，从竞争力、经济效益、社会效益等方面分析医院承担社会责任的现实依据。

2. 对医院承担社会责任的内容进行了界定

本书首先分析了医院承担社会责任的理论基础，然后把医院社会责任界定为：在某特定社会发展时期，医院对其利益相关者应该承担的经济、法规、伦理和自愿性慈善等相关责任，并依据经济、法规、伦理和自愿性慈善责任四个类别对企业社会责任内容进行详细的归类和划分，从而界定了企业社会责任的具体内容。

3. 提出了医院承担社会责任的途径和方法

本书基于医院承担社会责任必须以有利于医院自身生存和发展为前提条件，按照第二章中的对医院社会责任界定的内容，从医院自身、社会、政府以及三者联动等角度论述了医院承担社会责任的具体途径和方法。

4. 医院承担社会责任与企业竞争力呈现正相关关系

笔者进行有关实地调查和研究后，得出如下结论：医院切实履行社会责任，可以加强其在经营效率、人才吸引、医疗安全、公共关系等方面的竞争优势，增强其核心竞争力。虽然，从短期来看，医院承担一定的社会责任会增加其运营成本和运营负担；但从长期来看，医院承担社会责任所建立起的良好社会形象最终会转换为竞争力，增加竞争优势。

二、研究展望

目前，我国对于中国医院社会责任的研究才刚刚起步，对于相关的研究内容和问题有待于进一步深化。由于此方面的研究资料和文献往往针对公立医院，关于民营医院方面的研究资料和文献较少，再加之笔者的研究能力和水平有限，本书对医院社会责任的研究还不够深入和系统，仅仅停留在起步阶段，其中若干问题有待于进一步深化。

本书对医院在经济、法规、伦理和自愿性慈善以及其他方面承担的社会责任进行了细致的探讨，而随着社会的发展变化，社会可能会要求医院承担更全面、更高层次的社会责任。

医院作为国家一个既特殊又重要的行业，其在承担企业社会责任的道路上任重而道远。根据我国的实际国情，我们既不能机械性地将企业社会责任的观点完全照搬到医院上来，也不能将国外有关医院社会责任的理论照搬过来。所以，医院社会责任的研究呈现出“吾将上下而求索”之态势，以不断推动医院社会责任建设走得更高、更远。

参考文献

[1] Paul T Durbin. Social responsibility in science, technology and medicine. Pennsylvania: Lehigh University Press, 1992.

[2] Bryan J, Weiner, Jeffrey A. Alexander. Corporate and philanthropic models of hospital governance: a taxonomic evaluation. Health Services Research, 1993.

[3] Buchmueller T C, Feldstein P J. Hospital community benefits other than charity care: implications for tax exemption and public policy. Hospital & Health services administration, 1996, 41 (4): 461.

[4] Buczko, William. Factors affecting charity care and bad debt charges in Washington hospitals. Hospital & Health Services Administration, 1994, 39 (2): 179 - 191.

[5] Carroll A B, Ann K Buchholtz. Business and society: ethics and stakeholder management. 4th ed. Cincinnati, Ohio: SouthWestern Publishing Co., 2000.

[6] Carroll A B. A three-dimensional conceptual model of corporate social performance. Academy of Management Review, 1979, 4 (4): 497.

[7] CICA. Reporting on environmental performance. Toronto, 1994.

[8] Clarkson. A stakeholder framework for analyzing and evaluating corporate social performance. The Academy of Management Review, 1999.

[9] Clement Jan P, Smith Dean G, Wheeler John R C. What do we want and what do we get from not-for-profit hospitals?. Hospital & Health Services Administration, 1994, 39 (2).

[10] Darr Kurt. The social responsibility of hospitals. Hospital Topics, 1997.

[11] Department of health, publications policy and guidance corporate social responsibility for health in the NHS. http://www.dh.gov.uk.

[12] Douglas L Weed, Robert E. Science and social responsibility in public Health. Environmental Health Perspectives, 2003.

[13] Edmund R Becker, Sharyn J Potter. Organizational rationality, performance, and social responsibility: result from the hospital industry. Journal of Health

Care Finance, 2002.

[14] Etienne Minvielle A, Claude Sicotte B, Francois Champagneb. Hospital performance: competing or shared values? Health Policy, 2008.

[15] Executive NHS. The new NHS: modern and dependable: a national framework for assessing performance. consultation document. Department of Health, 1998.

[16] Faruk Merali. Developing an explicit strategy towards social responsibility in the NHS. Journal of Health, 2006.

[17] Freeman R E. Strategic management: a stakeholder approach. Boston: Cambridge University Press, 2010: 24 -28.

[18] Ginn Gregory O, Moseley. The impact of state community benefit laws on the community health orientation and health promotion services of hospitals. Journal of Health Politics, Policy and Law, 2006, 31 (2): 321 -344.

[19] Janet F Phillips. Do managerial efficiency and social responsibility drive long-term financial performance of not for profit hospitals before acquisition. Health Care Finance, 1999.

[20] Jose M, Eva M. The effect of brand extension on corporate image: An empirical model. European Journal of Marketing, 2006 (1/2): 174.

[21] Klein R. The new model NHS: performance, perceptions and expectations. British Medical Bulletin, 2007.

[22] Kralewski. Profit vs public welfare goals in investor-owned and not for profit hospitals. Hospital & Health Services Administration, 1988: 311 -329.

[23] Marks L, Cave S, Hunter D J. Public health governance: views of key stakeholders. Public Health, 2010.

[24] Eldenburg, Leslie, Benjamin E. Hermalin, Michael S. Weisbach, et al. performance objectives and organizational form: evidence from hospitals. Journal of Corporate Finance, 2004.

[25] Gregg Bloche M. Perspective: Tax preferences for nonprofits: from per se exemption to pay-for-performance. Health Affairs, 2006: 304 -307.

[26] Martin Gorsky. The British National Health Service 1948—2008: a review of the historiography. Social History of Medicine. Vol 21, No 3, 2008: 437 -460.

[27] Martincau, P. Sharper focus for the corporate image [J]. Harvard Business Review, 1958.

[28] Nicholson S, Pauly M V, Burns L R, et al. Measuring community benefits pro-

vided by for profit and nonprofit hospitals. Health Affairs, 2000, 19 (6): 168 - 177.
[29] Pigou A C. The economics of welfare. London: Macmillan, 1920.
[30] Pigou A C. Wealth and welfare. London: Macmillan, 1912.
[31] Salamon L M. Partners in public service: government nonprofit relations in the modern welfare state. Baltimore: The Johns Hopkins University Press, 1995.
[32] Sloan F A, Picone G A, Taylor D H, Chou S Y. Hospital ownership and cost and quality of care: is there a dime's worth of difference? Journal of Health Economics, 2001: 1 - 21.
[33] Toshiro Kumakawa. Social responsibility in healthcare system: ISO 26000 and socially responsible investment. J. Natl. Inst. Publish Health, 2009, 58 (3): 56 - 59.
[34] Weendy K Mariner. Prospective payment for hospital services: social responsibility and the limits of legal standard, cumberland law review 17 cumb. L. Rev (1986—1987).
[35] Dennis Zimmerman. Nonprofit organizations, social benefits and tax policy. National Tax Journal, 1991, 44 (3).
[36] 安瑞平，李庆兵. 浅谈加强医德建设的动力. 解放军医院管理杂志，1999 (3).
[37] 柏理力. 如何实现（医院）管理中社会效益与经济效益的统一. 甘肃社会科学，1995 (1).
[38] (美) 彼得·F. 德鲁克. 管理——任务、责任、实践. 北京：中国社会科学出版社，1987.
[39] 蔡滨，柏雪，张莹，王俊华. 博弈论视角下的新型农村合作医疗制度. 中国初级卫生保健，2011 (9).
[40] 蔡文媛. 医院技术经济责任制探讨（一）——学习《邓小平文选》关于加强责任制的论述. 卫生经济，1984 (6).
[41] 曹培文. 关于"基本医疗"的几点思考. 中国卫生经济，1997 (12).
[42] 曹颖，于艳秋. 护士工作满意度相关因素分析. 中华医院管理杂志，2000 (7).
[43] 曹智. 企业社会责任与企业可持续发展. 青岛：中国海洋大学出版社，2009.
[44] 陈家应，范越. 对医疗市场和医疗服务提供市场化问题的思考. 中国医院管理，2005 (12).

[45] 陈连勇. 医院的社会责任感是医院发展的核心竞争力. 科技创新导报, 2007 (31).
[46] 陈平雁. 综合医院住院病人满意度量表研制初报. 中国医院管理, 1999 (2).
[47] 陈瑶. 我国公立医院财政补偿机制理论与现状分析. 医学与社会, 2010 (12).
[48] 陈迎春. 医患纠纷的原因分析及对策. 吉林医学, 2010 (11).
[49] 董恒进. 医院管理学. 上海: 复旦大学出版社, 2002.
[50] 董明秋. 经济责任审计研究. 大连: 东北财经大学, 2002.
[51] 段桂敏. 新医改条件下公立医院社会绩效评价体系构建. 中国卫生事业管理, 2011 (4).
[52] 鄂琼, 厉传琳, 陈英耀. 公立医疗机构公益性淡化的根源分析. 中国卫生资源, 2007 (10).
[53] 樊民胜, 奚益群, 贾福娟. 加强医学伦理学教育指导医疗实践. 医学与哲学, 2006 (27).
[54] 冯丽华. 关于商业企业形象构成的要素研究. 商业文化, 1999 (6).
[55] 冯泽永. 医学伦理学. 北京: 科学出版社, 2006.
[56] 冯占春, 熊占路. 公立医院治理结构变革引入利益相关者理论的必要性分析. 中国医院管理, 2007 (27).
[57] 符壮才. 如何发挥医德资源作用来增强医院的社会责任. 中国卫生资源, 2009 (2).
[58] 高洪波, 丁晓丽. 公立医院补偿机制研究. 卫生经济研究, 2007 (6).
[59] 顾洁颖. 履行社会责任促进医院发展. 现代医药卫生, 2009 (3).
[60] 顾昕. 走向有管理的市场化: 中国医疗体制改革的战略性选择. 经济社会体制比较, 2005 (6).
[61] 管勇. 试论完善公立医院补偿机制. 中国卫生资源, 2008 (2).
[62] 广东省卫生经济学会. 广东省私立医院发展研究. 中国卫生经济, 2004 (1).
[63] 郭继卫. 构建和谐医院的意义、内涵与评价. 中华医院管理杂志, 2006 (1).
[64] 郭建彪, 张效清, 张新瑞. 发展私立医院的必要性与若干建议. 中国卫生经济, 2003 (2).
[65] 韩绥生. 关于公立医院公益性问题的认识与思考. 中国医院管理, 2008 (8).

[66] 韩中明，高绪兰，王兴久．公费医疗改革的出路是建立适应市场经济的社会医疗保险．中国卫生事业管理，1995（11）．

[67] 胡守杰，郑梅芳．公立医院管理的新观念．中华医院管理杂志，2002（18）．

[68] 胡守钧．社会共生论．上海：复旦大学出版社，2007．

[69] 胡顺先．论医院的社会责任．中国医院管理，1996（14）．

[70] 胡伟力，伍林生．试论作为系统工程的公立医院补偿机制改革．重庆医学，2011（19）．

[71] 黄邦良．亏损医院的负债经营之道．中国医疗前沿，2007（6）．

[72] 黄存瑞，陈少贤，韩璐，王冬，翟祖唐，孙炳刚，梁浩材．广东省私立医院的调查研究．中华医院管理杂志，2005（6）．

[73] 黄存瑞，梁浩材，陈金华．私立医院的调查与分析．中华医院管理杂志，2004（6）．

[74] 黄党发．浅论医患关系中嫌隙的有效弥合．中国医学伦理学，2006（19）．

[75] 黄建军，甘强．医院社会责任是医院持续发展的新动力．时代经贸，2007（5）．

[76] 黄少瑜．从公立医院的公益性看其社会责任．现代医院管理，2011（1）．

[77] 蒋东梅，黎友焕．企业社会责任理念下的产品质量法修改建议．产业与科技论坛，2008（5）．

[78] 焦卫东，曹学红，王莉芝．浅谈医院社会责任．医院管理论坛，2009（1）．

[79] 金春林．公立医疗机构补偿机制改革的思考．中国卫生资源，2005（6）．

[80] 金宗祥．药品回扣的因素分析和对策．中国农村卫生事业管理，1998（3）．

[81] 井永法．政府在公立医院回归公益性改革中的主导作用探析．中国行政管理，2011（6）．

[82] 孔祥金，李贞玉．我国医院公益性淡化的表现及其成因分析．医学与哲学：人文社会医学版，2010（3）．

[83] 黎友焕，龚成威．百年企业更应承担社会责任——对国内已发布报告企业的研究分析．上海国资，2008（12）．

[84] 黎友焕，龚成威．国内企业社会责任理论研究新进展．西安电子科技大学学报：社会科学版，2009（1）．

[85] 黎友焕，龚成威．环境规制下的国外企业社会责任运动及启示．世界环境，2008（3）．

[86] 黎友焕，龚成威. 基于外部性的企业社会责任福利分析. 西安电子科技大学学报：社会科学版，2008（6）.
[87] 黎友焕，龚成威. 企业社会责任理论研究新进展. 西安电子科技大学学报：社会科学版，2009（1）.
[88] 黎友焕，龚成威. 中国企业社会责任综合评价指标体系研究//2010 中国企业社会责任建设蓝皮书. 北京：人民出版社，2010.
[89] 黎友焕，郭文美. 基于企业社会责任理念的审计工作新思路. 中国审计，2009（16）.
[90] 黎友焕，郭文美. 中国如何加快企业环境责任履行. 世界环境，2009（2）.
[91] 黎友焕，李双双. 面对危机：责任选择泾渭分明. WTO 经济导刊，2009（2）.
[92] 黎友焕，路媛. ISO 26000 将为中国出口企业再添"紧箍咒". 中国贸易报，2010-11-11.
[93] 黎友焕，路媛. 遵循社会责任　促进可持续发展. 中国贸易报，2010-12-02.
[94] 黎友焕，彭燕妮. 解读我国企业社会责任. 企业社会责任，2010（2）.
[95] 黎友焕，丘新强. 国际企业社会责任运动对企业文化发展的影响. 郑州航空工业管理学院学报，2007（4）.
[96] 黎友焕，王凯. 国内企业社会责任理论研究综述. WTO 经济导刊，2007（1）.
[97] 黎友焕，王星. 2008 年 APEC 峰会与中国企业社会责任. 中国贸易报，2008-12-04.
[98] 黎友焕，魏升民. ISO 26000 与企业社会责任战略. 标准科学，2011（4）.
[99] 黎友焕，文志芳. 国际社会责任标准 ISO 26000 解读. 西安：西北工业大学出版社，2011.
[100] 黎友焕，叶祥松. 国外企业社会责任综述. 经济学动态，2007（5）.
[101] 黎友焕，叶祥松. 谈企业社会责任理论在我国的发展. 商业时代，2007（7）.
[102] 黎友焕. ISO 26000 在中国. 西安：西北工业大学出版社，2011.
[103] 黎友焕. SA 8000 基本知识解读. WTO 经济导刊，2004（5）.
[104] 黎友焕. SA 8000 牵一发而动全身. WTO 经济导刊，2004（5）.
[105] 黎友焕. SA 8000 认证对广东经济社会发展的影响及其对策研究. 经济社会决策参考，2004（3）.
[106] 黎友焕. 广东省企业社会责任研究会 2011 年会工作报告. 企业社会责任，

2012（1）.
[107] 黎友焕．基于医院社会责任理念的医院价值观重塑．创新，2010（11）.
[108] 黎友焕．黎友焕谈企业社会责任．香港：社会科学出版社，2008.
[109] 黎友焕．企业社会责任．广州：华南理工大学出版社，2010.
[110] 黎友焕．企业社会责任理论．广州：华南理工大学出版社，2010.
[111] 黎友焕．企业社会责任实证研究．广州：华南理工大学出版社，2010.
[112] 黎友焕．企业社会责任研究．西安：西北大学，2007.
[113] 黎友焕．企业社会责任在中国——广东企业社会责任建设前沿报告．广州：华南理工大学出版社，2007.
[114] 黎友焕．谈企业社会责任理论在我国的发展．商业时代，2007（7）.
[115] 黎友焕．中国企业社会责任的发展与困惑．中国贸易报，2009-11-11.
[116] 黎友隆，魏升民．审计视角下浅析企业社会责任建设．企业社会责任，2010（2）.
[117] 李斌，赵玉海，韩辉．公立医院社会责任研究综述及若干问题思考．中国医院，2011（3）.
[118] 李磊，赵阳，夏云，罗力．对公立医院运行机制改革的思考．卫生经济研究，2010（4）.
[119] 李林，刘国恩．我国营利性医院发展与医疗费用研究：基于省级数据的实证分析．管理世界，2008（10）.
[120] 李明学，姚俊．某医院社会责任问题认知的诊断分析．中国卫生质量管理，2009（16）.
[121] 李明学．GF 医院对患者履行的社会责任研究（硕士学位论文）．广州：华南理工大学，2008.
[122] 李少冬．安然事件给我们的启示——兼论医院管理中应当重视的几个问题．中国卫生事业管理，2004（1）.
[123] 李卫平．尽快完善公立医院补偿机制．中国卫生人才，2009（5）.
[124] 李永生．论社会主义市场经济与医院的社会责任．中国医院管理，2006（1）.
[125] 连斌，罗旭，杨志平，周琳，许苹，鲍卫华．关于私立医院发展的政策导向问题．中国卫生事业管理，2004（10）.
[126] 连斌，罗旭，杨志平，周琳，许苹，鲍卫华．国有私立医院的产权与合约安排．中国卫生事业管理，2004（10）.
[127] 梁鸿，王云竹．公共财政政策框架下基本医疗服务体系的构建．中国卫生经济，2005（10）.

[128] 梁鸿，朱莹，赵德余．我国现行基本医疗服务界定的弊端及其重新界定的方法与政策．中国卫生经济，2005（12）．
[129] 梁万年．卫生事业管理学．北京：人民卫生出版社，2007．
[130] 林春花．风险管理与医院社会责任辨析．中国医院管理，2010（8）．
[131] 林春霞．公立医院改革：补偿机制和人事制度是关键．中国经济时报，2010-04-29．
[132] 刘锋．牢记公益属性，强化民营医院的社会责任．现代医院，2011（12）．
[133] 刘婕燕，莫晓东．浅谈医院可持续和谐发展的实现策略．现代医院，2008（2）．
[134] 刘军民，张维．健全我国公立医院财政补偿机制的基本思路．经济研究，2007（2）．
[135] 刘军民．公立医院补偿的财政视角．中国卫生，2008（5）．
[136] 刘俊海．公司的社会责任．北京：法律出版社，1999．
[137] 刘薇，刘善玖，吴端亮．浅论民营医院的社会责任．赣南医学院学报，2008（5）．
[138] 刘薇，孙晨洋．民营医院履行社会责任与品牌提升关系探讨．赣南医学院学报，2009（5）．
[139] 刘肖宏，田立启，魏仁敏．公立医院社会责任的研究构思．齐鲁医学杂志，2009（1）．
[140] 刘肖宏，王蜀平，魏仁敏．公立医院社会责任的现状调查．齐鲁医学杂志，2010（25）．
[141] 刘肖宏．公立医院社会责任的研究（硕士学位论文）．青岛：青岛大学，2009．
[142] 刘正炼，洪冬微．公立大医院在发展社区卫生服务中应承担的社会责任．中国医院，2007（8）．
[143] 刘正炼．公立医院在缓解“看病难”问题上的社会责任．中国医院，2006（11）．
[144] 卢代富．企业社会责任的经济学和法学分析．北京：法律出版社，2002．
[145] 路媛，王星．ISO 26000 视角下的消费者权益保护问题．企业社会责任，2011（1）．
[146] 罗长海．企业形象原理．北京：清华大学出版社，2003．
[147] 马安宁．卫生体制“管办一体”和“管办分离”模式研究．中国卫生经济，2006（8）．

[148] 苗卫军，陶红兵．对公立医院公益性的内涵及外延的分析．医学与社会，2009（22）．
[149] 庞淑珍．医院形象与效益．内蒙古统计，2005（3）．
[150] 戚志敏，李双双．ISO 26000 对我国经济社会的影响及其对策．企业社会责任，2010（3）．
[151] 秦其荣，朱捷，江启成．医患关系信息不对称的伦理思考．中国医学伦理学，2005（1）．
[152] 邱仁宗．医院的社会责任：伦理学视角．医学与哲学：人文社会医学版，2006（6）．
[153] 任益炯，张鹭鹭．医院补偿机制的主要问题及相关政策分析．中国卫生资源，2007（2）．
[154] 任真年．现代医院质量管理思想研究．解放军医院管理杂志，2000（5）．
[155] 闰菊娥，高建民．非营利性医疗机构补偿机制研究．中国卫生质量管理，2005（4）．
[156] 邵志民，田晓洁．公立医院社会责任与法律保障关系探讨．中国医院管理，2010（12）．
[157]（美）舍曼·富兰德，艾伦·C. 古特曼，迈伦·斯坦诺．卫生经济学．3版．王庆，孟庆跃，译．北京：中国人民大学出版社，2004.
[158] 沈建华，刘云兴，梁宇恒．从西方发达国家区域卫生规划论影响中国区域卫生规划实施的因素及对策．中国妇幼保健，2002（6）．
[159] 石宝春．医院如何体现公益性．现代预防医学，2007（34）．
[160] 石光，李静，刘秀颖．公立医院社会功能的理论探讨．中国卫生资源，2006（6）．
[161] 石光，刘秀颖，李静．中国经济转型时期公立医院社会功能评估的研究框架．中国卫生源，2002（9）．
[162] 宋华，宋兰堂，黄涛，陈文敏．对医患关系现状的多维思考．中华医院管理杂志，2003（9）．
[163] 宋理博．提高沟通技巧，和谐医患关系．产业与科技论坛，2008（12）．
[164] 宋平，张少会．医患纠纷形成原因与对策研究．法制与社会，2011（2）．
[165] 苏红．公立医院与社会责任．卫生经济研究，2008（7）．
[166] 谭雯，阳秋林．论公立医院推行社会责任会计．湖南科技学院学报，2011（10）．
[167] 汤晶晶．公立医院履行社会责任与构建核心竞争力的辩证关系．上海医药，2009（10）．

[168] 田丹，韩鹏，陈英耀．关于公立医疗机构公益性相关政策的回顾与评价．中国医院管理，2007（27）．
[169] 屠彦．天津市公立医院补偿情况分析及对策研究．中国卫生资源，2010（4）．
[170] 万鸿君，彭芳．完善公立医院补偿机制改革的难点与思考．中国医院管理，2010（2）．
[171] 汪筱兰．我国民营医院的社会责任探讨．卫生经济研究，2009（7）．
[172] 王长青．公益性视角下公立医院产权制度改革监控机制研究．中国卫生经济，2008（3）．
[173] 王朝英，王承馨，于润吉．医院经营方式应体现公益性原则．中国卫生经济，2006（25）．
[174] 王迪．社会主义市场经济条件下公立医院的社会功能研究（硕士学位论文）．长春：吉林大学，2011．
[175] 王东．新医改下公立医院财务问题探析．湖北广播电视大学学报，2010（3）．
[176] 王根发．注意沟通技巧，促进医患关系和谐．中国医疗前沿，2009（1）．
[177] 王洪新，徐爱军．浅析我国公立医院社会责任淡化的原因及对策．江苏卫生事业管理，2010（2）．
[178] 王俊华．当代卫生事务研究：卫生正义论．北京：科学出版社，2005．
[179] 王俊华．医疗服务机构要强化其社会责任．中国医院管理，2005（3）．
[180] 王美英．公立医院改革与社会责任的履行．医院院长论坛，2010（3）．
[181] 王勉忠．医疗服务市场的特征及营销策略．中华医院管理杂志，2001（6）．
[182] 王小合，高建民．新时期构建公立医院社会评价体系的思考．中国卫生事业管理，2006（6）．
[183] 王小合．对构建公立医院社会评价体系的思考．中国医院管理，2006（4）．
[184] 王永莲，杨善发，黄正林．利益相关者分析方法在卫生政策改革中的应用．医学与哲学，2006（4）．
[185] 卫玉芳．浅谈医院补偿机制的效率与公平．中国伦理学，2000（2）．
[186] 文历阳．医学导论．北京：人民卫生出版社，2001．
[187] 文清．公立医院改革的核心是补偿机制．医院领导决策参考，2010（6）．
[188] 吴少林，黄毓文．广东省医疗技术准人管理的探索．实用医学杂志，2004（3）．

[189] 吴小龙，陶红兵，沈维前. 对公立非营利性医院合理补偿机制的思考. 医学与社会，2005（4）.
[190] 吴新华. 公益与私权之辨. 中华商标，2007（3）.
[191] 奚松. 公立医院社会责任：生态、体系与治理. 中国卫生法制，2009（3）.
[192] 奚松. 公立医院社会责任的边界与价值诉求. 中国医院，2009（4）.
[193] 奚松. 公立医院社会责任研究（硕士学位论文）. 苏州：苏州大学，2009.
[194] 奚益群，樊民胜，唐燕. 从医务人员对医学伦理的了解看医学伦理教育. 中国医学伦理学，2005（1）.
[195] 肖燕，张亮. 基于 CSR 战略医院营销实践探讨. 中国卫生事业管理，2007（6）.
[196] 肖源，龚勋，程勇. 我国民营医院生存和发展现状述评. 医学与社会，2008（3）.
[197] 肖正权，范水平. 创新公益服务，自觉履行社会责任，打造北亚品牌——兼论新时期民营医院勇担公益性的社会责任. 现代医院，2011（5）.
[198] 谢蓉蓉，徐爱军，卜胜娟，王丽，周春红，杨学伟. 医院社会责任测量：研究思路和指标体系. 中国医院管理，2010（7）.
[199] 徐爱军，周春红. 转型时期我国医院的社会责任及其影响因素. 中国卫生经济，2009（28）.
[200] 徐爱军. 基于内容分析法的我国公立医院社会责任行为表现探讨. 南京社会科学，2011（4）.
[201] 徐爱军. 医院社会责任和治理结构：一个整合的视角. 中国卫生事业管理，2009（6）.
[202] 徐东佳，赵迎欢. 发达国家医药企业社会责任研究及启示. 中国药房，2012（9）.
[203] 徐萍，王云岭，曹永福. 中国当代医患关系研究. 济南：山东大学出版社，2006.
[204] 徐伟，吴小龙. 湖北省非营利性医院补偿机制分析. 中国医院，2005（10）.
[205] 徐新灏. 从员工满意角度改善民营医院文化建设策略探讨. 医学与社会，2009（2）.
[206] 许秀菊. 公立医院补偿机制分析与评价. 中国肿瘤，2009（8）.
[207] 许秀菊. 公立医院补偿机制演变的研究. 中国医院，2009（6）.

[208] 杨春旭. 医院核心竞争力分析与综合评价体系研究. 长沙：中南大学出版社，2011.

[209] 杨国斌，夏合金. 现代医院文化的内涵. 解放军医院管理杂志，1999（5）.

[210] 杨学伟，徐爱军，陆荣强，周春红. 医院社会责任内容的研究现状与研究方向探讨. 辽宁中医药大学学报，2011（1）.

[211] 杨学伟，徐爱军，周春红. 新医改背景下公立医院院长职业化程度与社会责任关系的研究思路. 辽宁中医药大学学报，2010（12）.

[212] 殷格非，崔征. 企业社会责任报告在中国. WTO 经济导刊，2008（8）.

[213] 尹春艳，吉琳，钟焕清. 在构建和谐社会中履行公立医院的责任. 中华医院管理杂志，2006（22）.

[214] 于润吉，马莉. 对基本医疗服务的研究. 卫生经济研究，1998（6）.

[215] 余江，王振维. 加强风险管理，提升医院承担社会责任的能力. 重庆医学，2010（11）.

[216] 余勇. 重建社会责任打造医院正面形象. 人力资源，2008（4）.

[217] 元文玮. 卫生改革要坚持把社会效益放在首位. 卫生经济研究，1995（5）.

[218] 袁长海. 基本医疗界定的模式和层次. 中国卫生经济，1999（1）.

[219] 岳瑞娟. 适应新医改要求，进一步完善公立医院补偿机制. 财经界：学术版，2009（9）.

[220] 张帆. 环境与自然资源经济学. 上海：上海人民出版社，1998.

[221] 张慧英，李增笑，刘千，莫凯林. 基于社会责任的现代医院财务管理模式的创新. 绿色财会，2010（6）.

[222] 张建伟，张超. 医院内涵建设与社会责任三大关系刍议. 中华现代医院管理杂志，2008（6）.

[223] 张乐鸣. 公立因尽的社会责任——关于看病难看病贵问题的思考. 三江论坛，2005（12）.

[224] 张鹭鹭. 内生性卫生资源的优化配置. 健康报，2001－04－12.

[225] 张明月. 对公立医院公益性的认识与思考. 中国卫生经济，2008（12）.

[226] 赵斌，姚俊. 基于社会责任的公立医院可持续发展研究. 中国卫生经济，2009（4）.

[227] 赵增福. 医院管理伦理学. 北京：军事医学科学出版社，2003.

[228] 郑大喜. 从新医改方案看公立医院落实公益性的难点及其对策. 中国卫生政策研究，2009（8）.

[229] 郑大喜．公立医院如何实现公益性质．医院管理论坛，2006（3）．
[230] 郑大喜．公立医院社会效益和经济效益的辩证关系．现代医院管理，2005（41）．
[231] 郑大喜．让公立医院还原公益．中国医院院长，2006（4）．
[232] 郑大喜．新医改形势下公立医院的社会责任与经营伦理．现代医院管理，2010（4）．
[233] 周金玲．公立医院的公益性解析．卫生经济研究，2008（7）．
[234] 周宜强．民营医院的兴旺之路．中医药管理杂志，2005（12）．
[235] 周子君．医院管理学．北京：北京大学医学出版社，2003．
[236] 朱诺，徐爱军．基于泰州市的案例研究论中国公立医院社会责任的认知．中国药事，2011（5）．
[237] 朱启贵．可持续发展评估．上海：上海财经大学出版社，1999．
[238] 朱清．医院的经济责任者．中国医院管理，1990（5）．
[239] 邹东涛．中国企业公民蓝皮书．北京：社会科学文献出版社，2009．
[240] 左学金，和春雷，孙炳耀．“跨世纪的中国医改”话题讨论系列．中国社会保障，1998．

后 记

新古典经济学的奠基人马歇尔强调，企业追求利润最大化只是一种手段，并非目的，企业的经济行为不能独立于道德伦理之外。企业自觉承担社会责任，不仅能够提高资源利用率，提高企业知名度和美誉度，实现经济利益和社会利益良性循环，还可以获得进入国外市场的“绿色通行证”，实现企业的可持续发展。

企业社会责任（corporate social responsibility，简称 CSR）的概念从 20 世纪 20 年代在西方发达国家产生至今已有近百年的历史。而后，随着经济全球化和世界一体化步伐的加快，20 世纪初期，企业社会责任理念开始在我国传播，越来越多的企业开始关注企业社会责任建设，也逐渐认识到加强企业社会责任建设必将有利于企业的可持续发展。如今，越来越多的企业、政府、非政府组织（NGO）等都在加强自身的社会责任建设。在社会主义市场经济的背景下，社会责任管理是任何一个医院都不能回避的问题，它关系到医院的生存和发展。医院社会责任管理作为一种新的管理视角，对于医院实现可持续发展具有重要的战略意义，是医院实现可持续发展的一个战略选择。

医院作为提供医疗服务、改善人民身体素质和健康水平的服务机构，其对国家、对社会、对患者都应承担一定的社会责任。医院承担适当的社会责任不仅有利于医院重新回归“全心全意为病人服务”的运营宗旨，从而缓和医患之间的紧张关系；还有利于医院改变自己的价值追求，摈弃医院过去过多关注自身经济利益的短期行为，使得医院更加重视社会效益，促进医院的可持续发展。

本书正是以医院“以人为本，以患者为中心”的行业共同价值观为指导，以中国医院社会责任建设情况为基本内容，紧紧围绕医院社会责任三大核心问题，即医院该不该承担社会责任、该承担什么社会责任和怎样承担社会责任进行研究；为了使研究结论更有说服力，我们进行了相关的实证研究和实地调研，充分掌握第一手资料。此外，本书在研究过程中得到了相关组织、协会和企业的大力支持，也更加使得本书具有理论和实践意义。

本书的撰写和定稿参考了很多国内同行的研究成果，也得到了很多朋友的支持和关心，广东省社会科学院、广东省社会科学综合开发研究中心、北京交通大学经济管理学院、广东省企业社会责任研究会和企业社会责任杂志社的多位专家学者对本书的内容提出了很多撰写意见和修改建议。特此感谢广东省社会科学综合开发研究中心主任、北京交通大学经济管理学院教授、企业社会责任杂志社社长、广东省企业社会责任研究会会长黎友焕博士，他对本书的框架、内容等方面提出了很多意见。他带领的广东省社会科学院的企业社会责任研究团队，包括魏升民、路嫒、戚志敏、王凯、陈小平、丘新强、齐晓龙、郑茜、敖青等人对本书的顺利出版给予了大力支持和协助，在此向他们表示衷心的感谢！

由于笔者水平有限，本书难免存在不足甚至错误之处，诚请广大同行专家和读者朋友予以批评指正。

编 者

2012 年 4 月